"我们要学会再一次唤醒自身,并保持清醒,但不是采取机械的方式,而是寄托无穷的期冀于黎明,那么,即使在最深的酣眠中,我们也不会被黎明抛弃。我没有看到过比这更鼓舞人心的事实了:人类毫无疑问能够凭借自己有意识的努力来提高生命质量。能绘出一幅画,塑出一尊雕像,美化一些事物,固然了不起;但能雕刻或绘制出那种恰如其分的氛围和形式,以使我们从中有所发现,有所作为,才是更加荣耀的事。能提升每天的生活品质,才是艺术的最高追求。"

亨利·戴维·梭罗(Henry David Thoreau)

致所有对生命中蕴藏的精巧绝妙的天赋心怀渴望之人

The Alexander Technique Manual
Take Control of Your Posture and Your Life

亚历山大技巧

恢复自然体态　实现身心协调

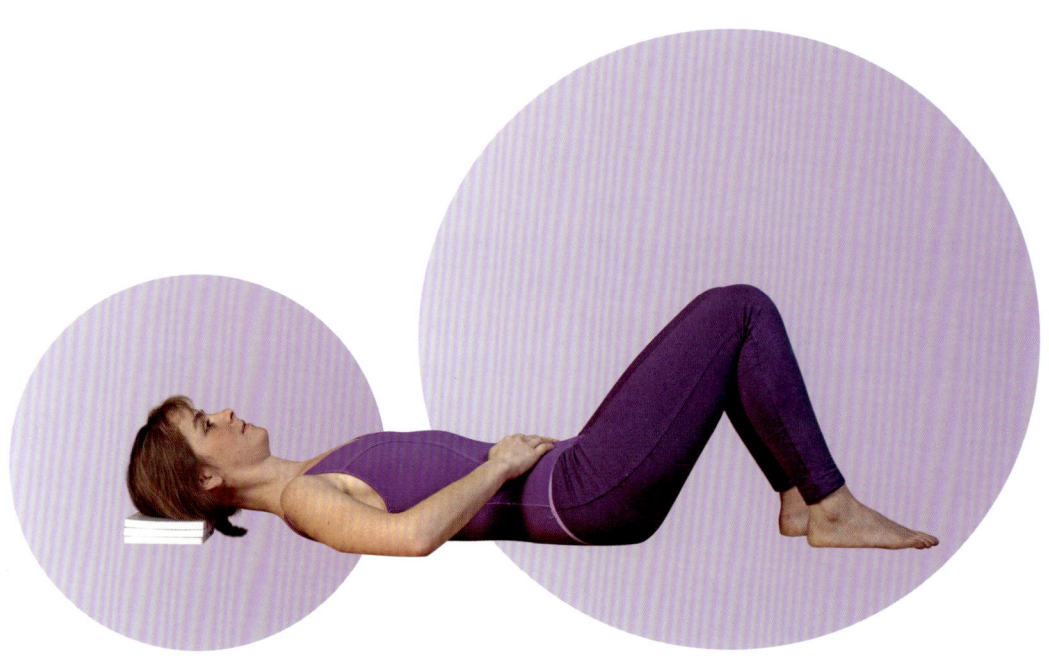

［爱尔兰］理查德·布伦南（Richard Brennan）———— 著
番小琪 ———— 译

科学技术文献出版社
SCIENTIFIC AND TECHNICAL DOCUMENTATION PRESS
·北京·

图书在版编目（CIP）数据

亚历山大技巧：恢复自然体态　实现身心协调/（爱尔兰）理查德·布伦南（Richard Brennan）著；番小琪译 . — 北京：科学技术文献出版社，2018.12

书名原文：The Alexander Technique Manual

ISBN 978-7-5189-4931-1

Ⅰ . ①亚… Ⅱ . ①理… ②番… Ⅲ . ①疼痛—治疗 Ⅳ . ① R441.1

中国版本图书馆 CIP 数据核字（2018）第 256316 号

著作权合同登记号　图字：01-2018-7453

中文简体字版权专有权归墨白空间文化科技（北京）有限责任公司所有

Text copyright © Richard Brennan 1996, 2017

Photographs copyright © Stephen Marwood 1996, 2017

This edition published by arrangement with Eddison Books Limited

Simplified Chinese copyright © Black & White Space (Beijing) Co., Ltd, 2018

亚历山大技巧：恢复自然体态　实现身心协调

责任编辑：巨娟梅　王梦莹	责任出版：张志平	筹划出版：银杏树下
出版统筹：吴兴元	营销推广：ONEBOOK	装帧制造：墨白空间

出　版　者	科学技术文献出版社
地　　　址	北京市复兴路15号　邮编 100038
编　务　部	（010）58882938，58882087（传真）
发　行　部	（010）58882868，58882870（传真）
邮　购　部	（010）58882873
销　售　部	（010）64010019
官方网址	www.stdp.com.cn
发　行　者	科学技术文献出版社发行　全国各地新华书店经销
印　刷　者	北京盛通印刷股份有限公司
版　　　次	2018 年 12 月第 1 版　2018 年 12 月第 1 次印刷
开　　　本	710×1000　1/16
字　　　数	175千
印　　　张	9.5
书　　　号	ISBN 978-7-5189-4931-1
定　　　价	49.80元

版权所有　违法必究

购买本图书，凡字迹不清、缺页、倒页、脱页者，请联系销售部调换

前言

人们常说，人体的麻烦之处在于生来没有附带用户手册。如果有的话，生活就简单多了。本书旨在更进一步地满足我们了解自己及自身工作方式的需求。亚历山大技巧可以帮助你过上一种更加有益的生活，因为，如果你现在更为用心地、有意识地去使用你的身体，它会在以后更好地服务于你。

现代生活中的压力和负担会导致持续的肌肉紧张，进而影响我们自然的平衡和协调。受人们在生活中的心理、情感及身体需求影响，这种肌肉紧张会转为慢性，最终僵化于身体中，扭曲我们的躯体结构，导致当今社会中诸多健康问题频发。

当我向人提到我在教授亚历山大技巧时，他们总会坐得笔直，反弓背部，把肩膀向后打开，以为他们用这种在学校被灌输的方法就已经改善了自己的体态。然而他们离真正的亚历山大技巧相去甚远。体态远比单纯地站直或坐直要复杂得多。它是我们在日常活动时，支持和平衡我们的身体来对抗无所不在的重力的方式。

简而言之，人体是一部奇妙的反重力装置，但我们大多数人在无意之中扰乱了它的自然运转。在我看来，这就是某些问题——如西方世界有千百万人深受背痛问题困扰——的主要原因。

亚历山大技巧效果深远，但不像我们想的那样复杂。它原理简单，谁都能轻易理解——只要你有耐心和了解自身的意愿。通过逐步意识到肌肉的紧张并将之消除，你会拥有更加放松的肌肉系统，这也自然能够减轻和预防很多疼痛，并使呼吸系统、循环系统和消化系统运行得更畅通。由于身体上的感受也会影响我们在生活中的心理和情感状态，所以释放肌肉的紧张还能促使我们在每天的生活中变得更加平静，更为幸福。

本书的目的是向你传授亚历山大技巧的基本原理，并解释这些原理的由来，以及展示如何开始将其运用于你自己的生活。其中一个章节针对孕期有独到的建议，告诉你亚历山大技巧如何能在你生命中这一非常重要的时期帮助你，如何能够减缓许多通常被视为理所当然的疼痛。关于运动的章节会帮你认识你在各种体育活动中的一举一动，并告诉你如何能够提高表现。

在对知识的求索中，人类已经探寻至外太空和海洋深处；现在是时候了解这个最为引人入胜、趣味无穷的对象——我们自身了！

致谢

我要感谢以下诸位对本书创作的帮助。

首先感谢 Susan Mears，是她再一次提出了鼓励我写书的想法；感谢 Ian Jackson, Elaine Partington, Zoë Hughes, Tessa Monina 以及 Eddison Sadd 的其他成员，他们卓越的高标准让撰写本书成为一件乐事；感谢 Steve Marwood 在漫长的拍摄进程中的辛勤工作和无限耐心；感谢 Sarah Widdicome 校对本书的初稿；感谢以下模特：Sophie Bevan, Ciaran Brennan, Lorraine Geard, Simon Gillies, Mark Gough, Caroline Green, Mia and Iona Hutchinson, Chloë Inman, Ian Jackson, Camilla Mars, Clara Miriam, Nicky Moran, Marc Salnicki, Joshua Somersall-Weekes, Kate Widdicombe 和 Donna Williams；感谢 Refia Sacks 和 Nickie Evans R.G.N., R.N., D.P.S.M. 在生产方面提供的有益信息的帮助；感谢 Dr Miriam Wohl M.B., CH.B, J.C.C.cert 在本书撰写过程中给予的宝贵意见及其友谊。最后感谢我的夫人 Caroline 在整个项目期间的鼓励和计算机方面的支持。

图片出处说明

Thinkstock　2 oneinchpunch；22 lzf；42 Digital Vision；52 DaniloAndjus；72 TongRo Images；88 tratong；94 lzf；96 seiki14；98 miflippo；101 tbmphoto；124 Viktor_Gladkov

ShutterStockphoto.Inc　84 lzf；86 Kati Molin

其他所有图片　Stephen Marwood

目录

① 亚历山大技巧是什么？ 1

② 亚历山大技巧与你的关系 20

③ 做动作前请停顿 40

④ 在活动中思考 50

⑤ 缓解压力和紧张的第一步 70

⑥ 亚历山大技巧与体育运动 82

⑦ 孕期与产后 102

⑧ 从亚历山大技巧课中会得到什么 122

后记 140

亚历山大技巧是什么?

"借助意识并通过理性智慧的应用,人类可以克服所有疾病和身体残疾的限制。这种胜利不是在睡眠、昏迷、屈从、瘫痪或者麻木中得来的,而是获得于一种清晰、开明、理智、审慎的意识和对人类所拥有的惊人潜力的理解,也即对有意识的心智的超越性继承。"

弗雷德里克·马赛厄斯·亚历山大
(Frederick Matthias Alexander)

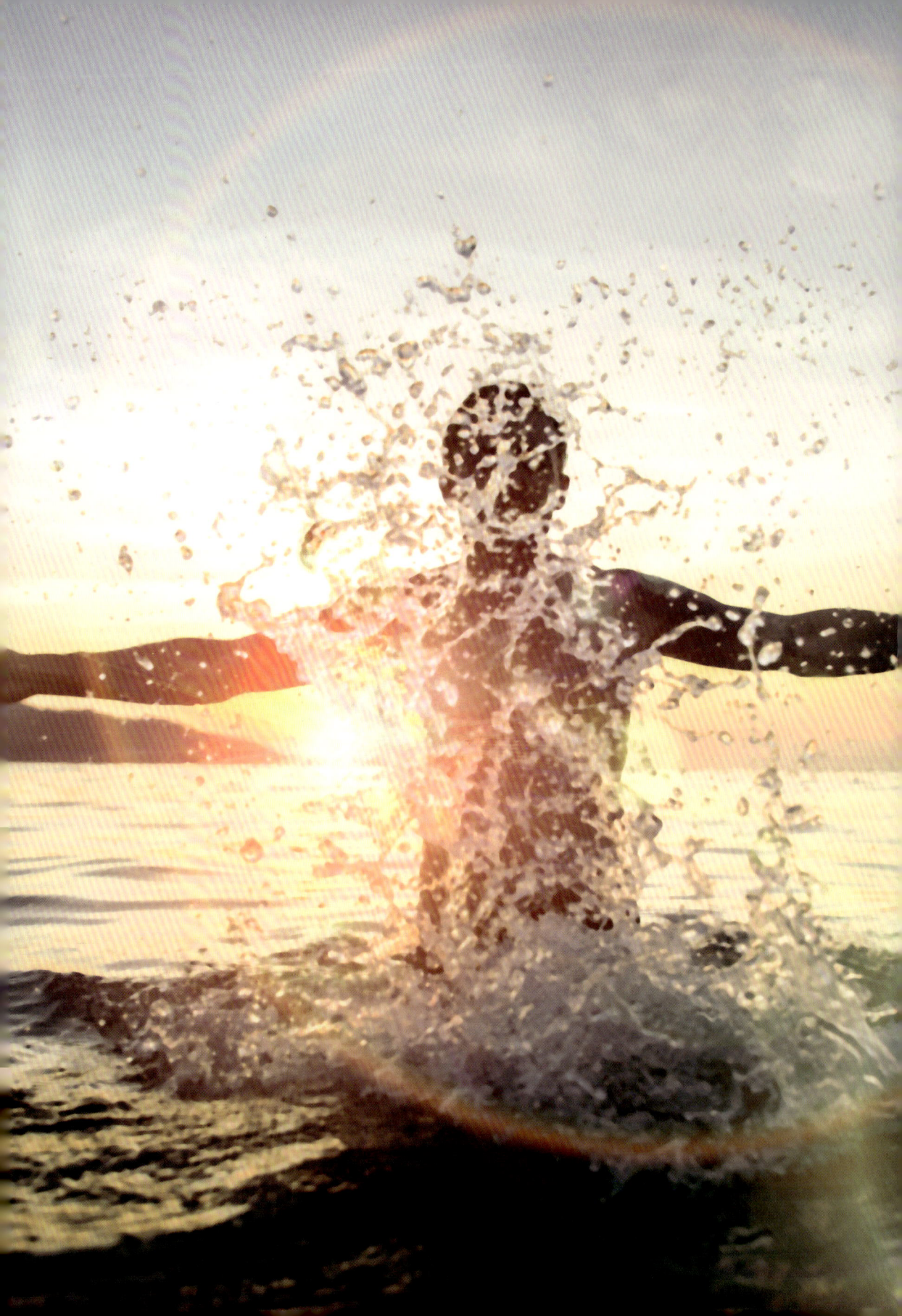

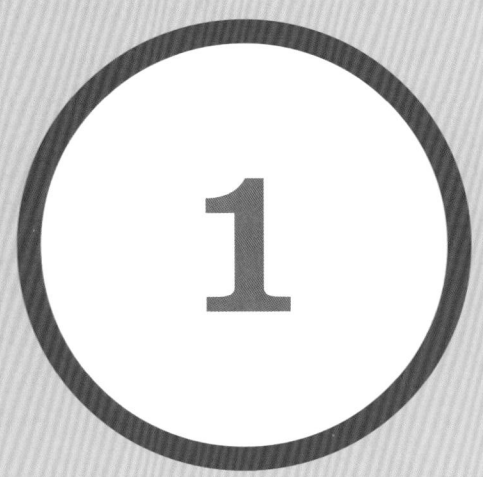

亚历山大技巧的一个显著特征是它开始于一种"反学习"的过程。经过多年充满压力的生活，过多的肌肉紧张累积于全身。如果放任不管，它会在以后的生活中引起关节炎、颈部和背部疼痛、偏头痛甚至抑郁症。亚历山大技巧正是为了缓解上述状况而产生的。

提升意识是第一步。哪怕一个简单的动作，比如从椅子上站起来，都可能会给颈部和脊柱带来损伤，因为我们站起身时经常无意识地把头朝后仰，这样对我们的脊柱会形成很大的压力。通过了解这一习惯并让头部向前上方移动，我们就可以用最轻松的力气站起来，避免有害的肌肉紧张，并促成轻松、优雅的动作。这就是亚历山大技巧的全部精髓。

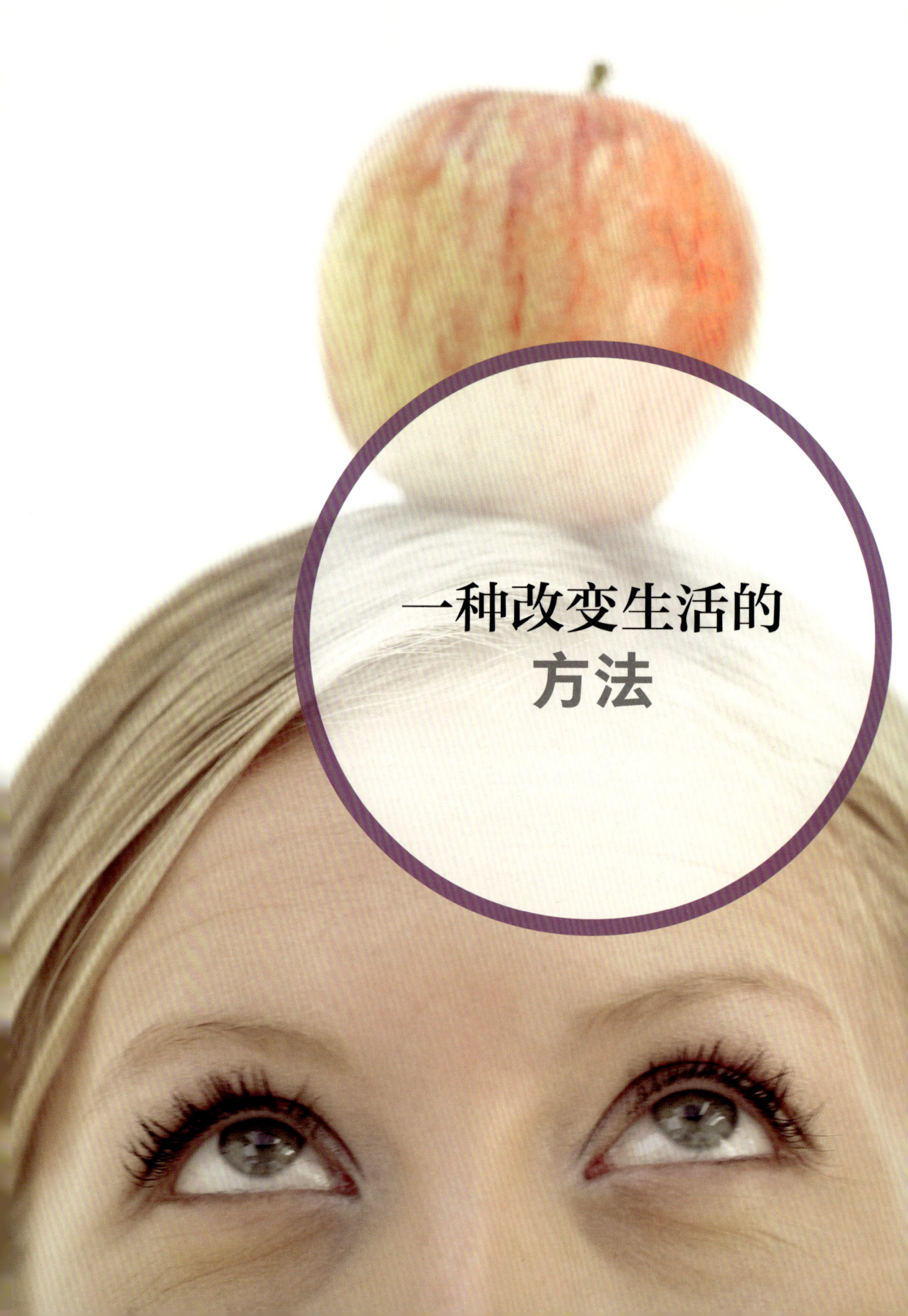

亚历山大技巧这种疗法专注于缓解紧张，并且有助于我们在日常活动中变得更加注意平衡、姿态和协调。以往我们可能并未留意的遍及全身的紧张，往往是许多常见病痛的根源。这正是该技巧的创始人，弗雷德里克·马赛厄斯·亚历山大在试图探寻他自己声音方面的问题的根源时发现的。在本章的后面部分，你会读到他是如何得出他的结论的。

在运用亚历山大技巧时，你会学到如何分辨并消除不健康的肌肉紧张。由于其中的大部分是多年以来一点点逐步积累的，你很可能根本没意识到那里存在紧张。你还会学到在进行日常活动时的新的运动方式，它们带给身体的劳损会少得多。你还会发现新的坐、立和行走方式，它们也会施加给骨骼、关节和肌肉更少的压力，从而让你的身体更有效地运转。实际上，许多练习亚历山大技巧的人都会体验到一种蔓延全身的轻盈感，称其好像在"云端漫步"。因为身体状况会直接影响到我们心理和情绪的健康，所以，即使仅仅上了几节亚历山大技巧课，参与者也常说他们感到更加平静与快乐了。总而言之，这会促进家庭和睦，让你有能力更好地应对生活。

亚历山大技巧还包括检查体态、呼吸、平衡和协调。儿童时期，我们的体态和运动时的轻松感让人看着很愉悦，但是，当我们开始因为生活中的许多担忧和顾虑而绷紧肌肉，我们几乎是畸形体态了。然而，对于西方文明以外的人们来说并非如此——许多仍然依赖土地生存的土著种族，如美洲原住民、北非的柏柏尔人，以及澳大利亚的土著居民，他们一生都保持着自然体态。他们笔挺的身姿是他们的尊严和正直人格的反映。

我们的整个身体中有一系列反射来支撑我们，并自然地协调我们的运动，但是我们对这些自然反射的干扰过于严重，以至于我们许多人的身体都承受着超过实际需要四到五倍的紧张。事实上，我们经常把自己的生活弄得比它实际需要的还要困难得多，然而我们对这种状况明显一无所知。随着我们心中越来越在意未来和过去，随着我们"当下"意识的减少，我们的肩膀变得永远耸着，我们的脖子变得越来越僵直，我们不是弯腰坐着，就是让自己保持一种非常僵硬的姿态。

多年来，我们已然习惯了自己坐和站的方式，而没意识到恰恰是这些姿势给我们的身体带来压力——不论这些姿势有多么不协调，我们总觉得它们是对的。当我们

事实上，我们经常把自己的生活弄得比它实际需要的还要困难得多……我们的肩膀变得永远耸着，我们的脖子变得越来越僵直，我们不是弯腰坐着，就是让自己保持一种非常僵硬的姿态……

进行日常活动时，很令人惊讶的一点是，仅仅由于没有意识到自己在做什么，我们经常让身体承受过度的紧张。即使这种紧张是在身体的一个特定区域触发的，它也会蔓延至整个肌肉系统（参见对页）。

也许要经过很多年，我们才开始感到疼痛，甚或移动困难。许多解决这类问题的现代疗法都包括使用强效止痛药，它们会屏蔽身体的警报系统，而正是警报系统告诉我们哪里出了问题。医生通常提供不了多少建议，因为他们所受的培训是围绕如何治疗病症来进行的，而不是如何发现并纠正导致这些问题的原因。不过亚历山大技巧所做的正是这一点。它向你揭示问题的根本原因，使你能够消除导致了许多病痛的紧张，我们曾将那些病痛错误地归结为衰老的缘故。

一位六十五岁女士的真实故事可以对此加以阐明。每当她用到左腿站立或走路时，就会感到十分疼痛。她去咨询的医生让她做检验和X光检查。结果出来后，医生告诉她，她患有关节炎，而这只不过是因为年老引起的。她拒绝相信原因仅仅是年龄，因为，正如她对医生所指出的，她的右腿完好无损，可她的两条腿是一样的年纪！很显然，她给产生问题的那条腿施加了过多的压力，如果她能弄明白她是怎么做动作的，她就能在一定程度上缓解腿部的疼痛。

背部疼痛

最常见的跟压力相关的疾病之一就是背部疼痛。西方社会中百分之八十的人会在人生中的某个时刻遭受致失能的下背疼痛。在美国，每年脊椎按摩师的就诊量高达1亿人次；在英国，每年由于背部问题带来的工作日损失有6000万天。这些数据每十年都会翻倍。高达百分之八十的美国人到五十岁时都会有一些下背部问题，而据估计，仅在英国每天就有超过23万人因背疼休工。这一数据还不包含所有那些没工作的人——也不包括更多背疼却仍然坚持工作的人。实际被背部疼痛困扰的人数很可能超过2000万，这是非常惊人的，你会发现这几乎相当于英国三分之一的人口。

在整个西方世界，统计数据表明背部疼痛不局限于美国和英国，而似乎在大多数发达国家都呈增长趋势。但是，好像很少有人就这一问题给出明确的答案或解决方法。虽然在治疗背部疼痛方面花费了许多钱，疗法本身也往往有令人不愉快的副作用，却很少有人研究为何背部疼痛在我们的社会中如此普遍，而在一些欠发达国家中相对很少。医生、背部专家和矫形外科医师公开承认背部疼痛的起因通常是个谜，并且手术后很多人会遭受比之前更严重的不适。对其他常见的疼痛，如关节炎和头痛来说，也是如此。

担起责任

许多人经年累月地忍受不必要的疼痛,没有意识到可以为此做些什么。我们需要面对事实:我们得对自己的病痛负起责任,不要指望从他人处得到所有的答案。毕竟,在我们反思自己的体态和我们做最简单的任务时运用身体的方式中,就能找到上述许多问题的原因:疼痛只不过是身体的警报系统在告诉我们有的地方出毛病了。如果在你开车时油压警示灯亮了,你不会把灯泡拆下来然后继续开车,那样做显然很愚蠢。你会停下车,试着找出哪里出了问题,然后尝试修好它;否则以后可能会导致更严重的问题出现。对于我们自己的身体,这也正是我们应该做的,然而大多数人不首先查出导致疼痛的原因,却试图消除它。

当你将亚历山大技巧当作一项日常练习后,你就会有意识地做出超越身体层面的选择,这会让你在生活的各个方面都更为自由。由于我们惯常采用的体态只不过是内在自我的一种反映(例如,如果你感到沮丧或者厌烦,你可能会弯腰坐着,头部微垂),许多人会发现他们也在突破自己一直以来在生活中形成的心理和情感习惯。重要的是要认识到,只有不再适合你的行为模式被根除了,你才能无惧评价和批评,勇敢地表达自我。通过亚历山大技巧这一工具,你能够获得真正的选择自由,

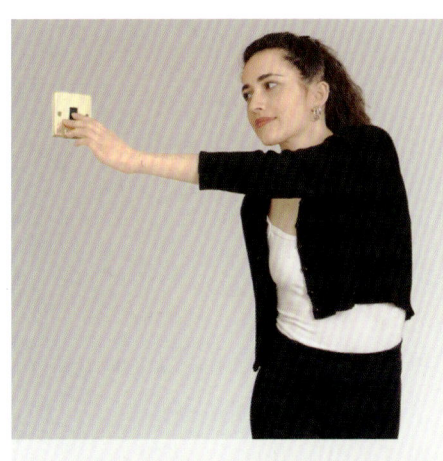

注意在开灯这个简单的动作中,这位女士的动作是多么不协调——她的双腿迈向一个方向,但是身体的其余部分却朝着另一个方向。这导致她的整个身体扭曲,反而造成了全身过度的肌肉紧张。

只需改用更靠近灯的开关的那只手,她就能以更高的效率和对整个身体更小的压力完成相同的动作。这样看起来也更为优雅。

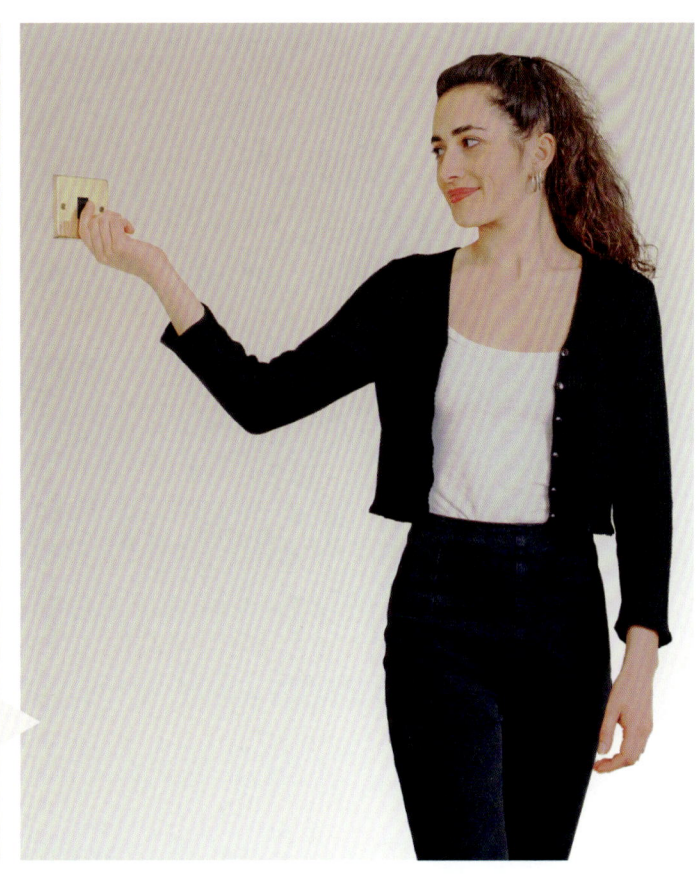

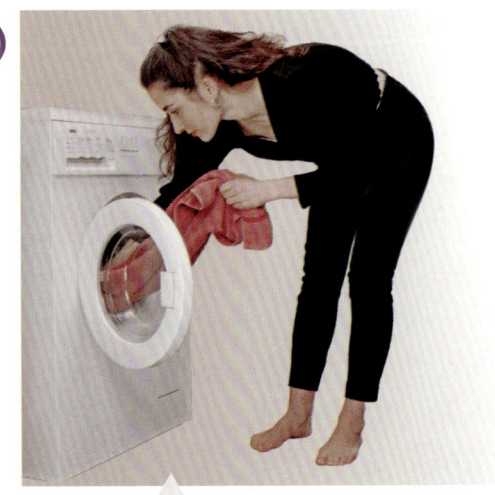
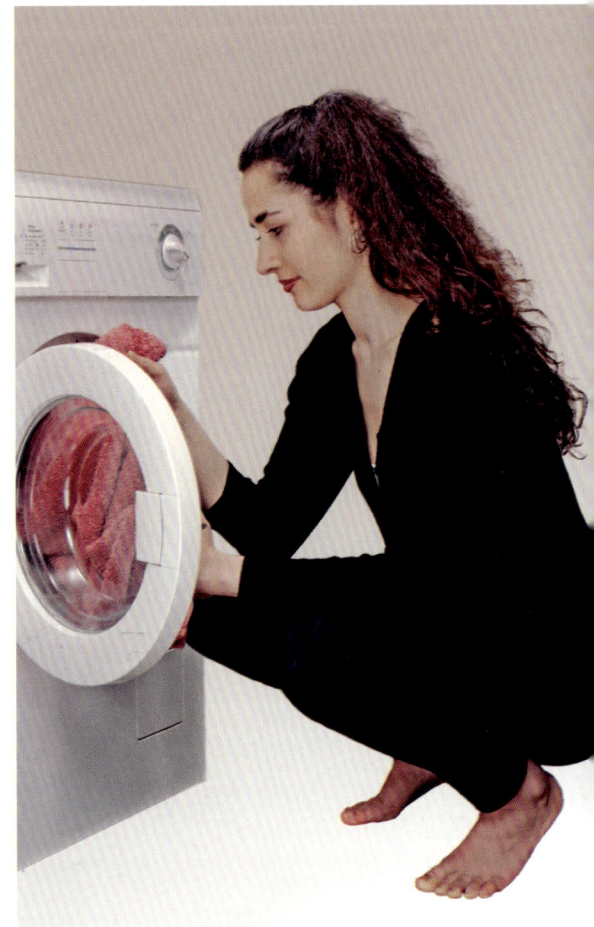

这样往洗衣机里添加衣服会让你的肌肉承受巨大的压力。注意身体的大部分重量集中到了双脚的前方，为了防止你向前倾倒，导致颈部、背部和腿部肌肉过度紧张。

只需蹲下来做同样的事情，就让整个身体得以保持平衡，因为现在大部分的身体重量都在双脚的上方。如果你常用这种姿势弯腰，你遭受背部疼痛的可能性会更小。

这将自然而然地通向一种更加和谐、幸福的生活方式。事实上，正是由于这个原因，亚历山大技巧经常被认为是一种生活哲学。

亚历山大技巧课

虽然亚历山大技巧本质上很简单，但要看清自己的习惯，了解自己身体中紧张的地方，往往很难，所以找一个老师帮助你克服学习过程中会出现的困难尤其重要。在本书中，你将学到亚历山大技巧背后的原理和哲学，但它不能取代一名合格的老师所授的实际课程；毕竟，你不会指望仅仅读了一本自学开车的书就能开车。不过，一旦你领悟了本书中所探讨的技巧的原则，你将能够更快更容易地理解你的老师想传达什么，从而节约你的时间和金钱。

许多人问我，要学亚历山大技巧，他们的年纪是不是太大了。我认为，答案是否定的——我教过一些八十多岁的人，他们都获得了明显的进步。当然，不得不说的是，你越年轻，养成的习惯便越少，你可能会更快地解除身体中的紧张。说了这么多，主要的要求便是，不论你的年龄多大，只要你有耐心和意愿来了解你自己，了解你在一生中形成的根深蒂固的习惯。

亚历山大技巧课时长在半小时到一小时之间。在此期间，你的老师会移动你的四肢、头部和躯干让你做出各种姿势，以便检测你身体的任何部位肌肉可能存在紧张的地方（参见右下方）。这个过程非常轻柔，不会产生疼痛感。当发现了肌肉紧张之处，你的老师会让你放松它，而你会惊讶于仅仅几节课后你所感受到的区别。

虽然亚历山大技巧常常和其他补充健康科目，如整骨术或顺势疗法放在一起，但它其实非常不同，因为它教会人们自我帮助，所以将来如果出现任何疼痛，他们自然会知道该怎么做。亚历山大技巧课确实有治疗效果，但从业者被称为老师，而非治疗师，因为学生对他们自身的健康负有全部责任，两节课之间的练习也取决于学生自己。亚历山大技巧课在第八章有更详细的论述。

意识

学习亚历山大技巧的关键是意识。刚开始，主动去意识自己是以怎样的方式在做各种事情，似乎让人感觉很陌生，因为我们习惯于自然而然、不假思索地移动。逐渐地，我们学会了在进行任何特定动作之前先思考一下，看看怎么能以最少的紧张来完成它。

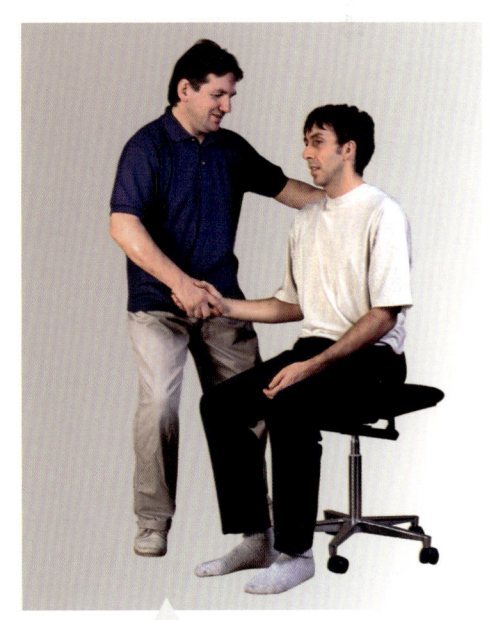

在亚历山大技巧课上，老师会轻柔地移动你的头部和四肢，以检测你身体中存在的肌肉紧张。如果你感受到任何阻力，老师就会让你感知这种紧张以便你将其消除。通过练习，你会发现你能够自己解除这种紧张。

学习亚历山大技巧的三个阶段

1. 释放多年以来因为不协调的站或坐的方式而积累的有害紧张。

2. 学习新的移动、站立和坐的方式，它们更为简单有效，给身体施加的压力更小。这会减少骨骼和关节的过度磨损，也给所有内脏器官足够的空间以自然运转。

3. 学习针对各种情况做出新的反应方式，包括在身体、情感和心理上。

大多数人惊讶地发现，他们的颈部和背部肌肉一直毫无必要地紧张着。只要分析非常简单的动作，例如走路或者从椅子上站起来，我们就可以发现新的能解除而非制造紧张的行动方式。上过课程的人通常会感觉不那么疲惫，并且有更多的精力去做他们喜欢的事情，而不是每天晚上筋疲力尽地闲坐在那里。这样，他们的生活质量得到提高，平静、愉悦和更大的幸福感常常不期而至。

除了外貌之外，我们很少注意到自己——我们可能会花钱买衣服和化妆品，好让自己看起来更有吸引力。但是，一个人能优雅地行动或是有风度地站立，没有比这更美的了。许多上过课的人都说，亚历山大技巧让他们看起来年轻数岁，并且实际感觉也如此——这几乎是每个人都希望实现的！此外，亚历山大技巧将帮助你不仅更敏锐地感知你的身体，也感知你周围的世界。随着担忧和焦虑开始逐渐消退，总之，你会发现你的人生更有价值了。

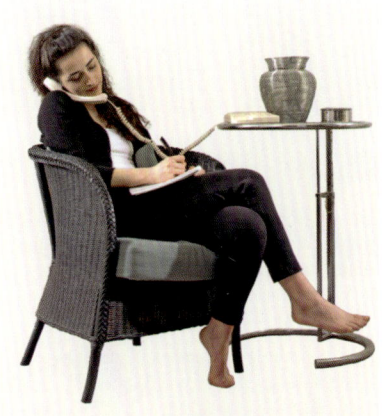

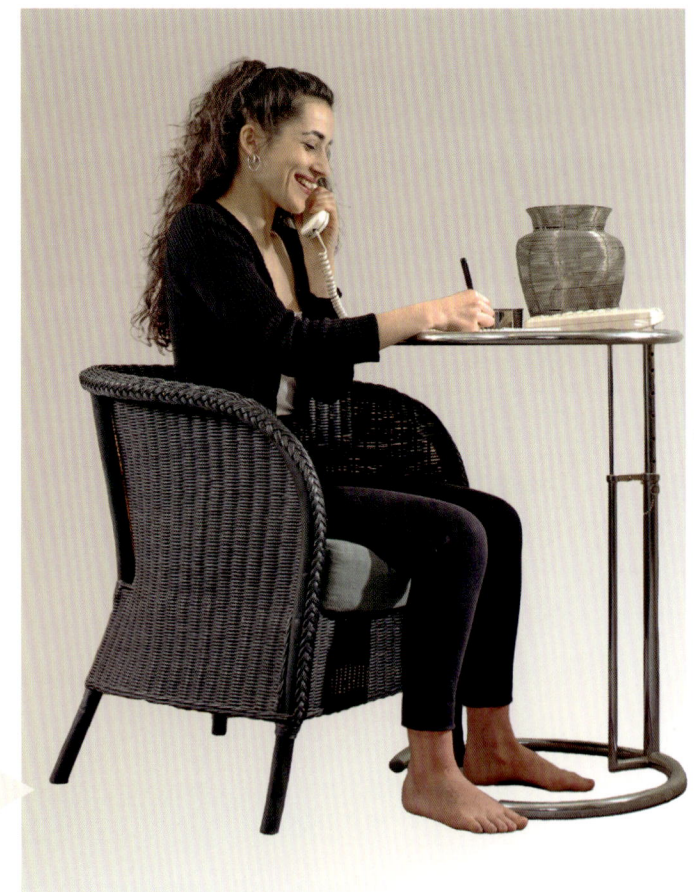

简单的日常活动，例如打电话，也会带来不必要的压力。如果经常重复用肩膀夹住电话，以至于让这个姿势成为习惯，它会导致肩部或颈部的慢性疼痛。

稍微思考一下你做日常动作的方式，这会帮助你保持身体的均衡。用手拿住电话，在桌子上而不是腿上写字，自然会帮助你改善体态。

再教育

当你开始运用亚历山大技巧的原理后，你不是在学习任何新的东西，你只不过是在抛却你在生活中形成的许多习惯。亚历山大自己常说，如果你停止做错误的事情（不良习惯），正确的事情就会自然发生。然而有时候，再次学习某样东西比初次学习它更难，因为我们感觉自己平常做动作的方式挺对的。但是当你开始消除紧张之后，你会发现自己自然而然地更平衡、协调地运用自己的身体。你的疼痛逐渐减轻，最终完全消失。

重新评估自己的行动方式，这整个过程需要时间，认识到这一点很重要，因为你在应对自童年时就有的习惯。随着生活节奏的加快，我们似乎经常指望立刻得到结果，但自然却并非如此。身体需要时间来重新调整，甚或需要几节课的时间来理解你想要它做什么。

改变你的行为模式

在一生中，我们都会发展身体、心理和情感的行为模式，通常旁观者比我们自己更为了解这些模式。我们一次次地对某种特定情况做出相同反应，从不管它是否合适。由于许多反应都是无意识的，我们会屡次重复，却无所察觉。事实上，这些反应方式大多是在儿童时期学习的，有些甚至在我们记事之前就开始了。

关于习惯化行为，举一个很好的例子：当我们赴约迟到时，许多人会做出耸肩这样的身体反应；我们不再理性思考，如果正在开车，我们可能会承担不必要的风险，即使这次约见并不重要，比如说只是和朋友见面喝一杯。为了按时上班，我们甚至会冒生命危险！这些情感、身体和心理上的反应，往往在学生时代就已根深蒂固，因为那时候你要是迟到了，可能会招致一些嘲笑或者惩罚。

亚历山大技巧如何能帮助你

人们参加亚历山大技巧的课程，总有一大堆不同的原因，其中，最强烈的动机是因为疼痛。我自己曾患有急性坐骨神经痛，我向多位医生和脊椎按摩师、一位整骨师，以及不计其数的理疗师寻求帮助，但几乎没什么用。事实上，有些治疗甚至让我的情况更坏了！我开始上亚历山大技巧课，我发现我坐骨神经痛的原因，一部分是因为当我教人开车时，会长时间以别扭的姿势坐着。当我改变坐姿和行动方式后，限制坐骨神经的肌肉得到了解放，我腿部的刺痛也不再有了。

日常生活中，亚历山大技巧何时能帮助你？下面是一些常见事例：

- 你可能是这数百万人中的一员，他们常受背痛、脖子僵硬、头痛、关节炎，或者其他让人似乎束手无策的症状的折磨。亚历山大技巧不是从治疗这些病痛的具体症状开始，而是帮助你发现并改变不良的、无意识的行为习惯，它们通常是导致你病痛的潜在原因。

- 你可能因工作或者家庭的原因饱受压力，亚历山大技巧将帮助你更仔细地审视你对日常情形的反应，让你能够看清你是怎样在自己的生活中积累了过量的紧张。通过改变你对各种情况的反应，你可以大大降低自己的压力水平，从而可能避免患上高血压、胃溃疡，甚至心脏病和脑卒中。
- 你可能正遭受不明原因的疼痛或不适，亚历山大技巧可以帮你搞明白，也许你的姿势习惯就是问题根源。
- 你可能是一位音乐人、演员、舞者、歌手或运动员（运动方面详见第六章），需要自己的身体以最高的效率运转。亚历山大技巧将为你提供解除过度紧张的方法，让你能够付出最小努力几近最大限度地展现你的才华。有趣的是，许多主要的音乐和戏剧学院，现在都把亚历山大技巧纳入他们的课程中了。
- 你可能怀孕了，希望照顾好自己的身体，以便和你的宝宝尽可能健康地度过孕期，以及更轻松、自然的生产（详见第七章）。
- 如果你非常健康，只是希望对自己的健康和幸福更加负责，而如今越来越多的人正是如此。你可能希望更多地了解自己，或者想要用亚历山大技巧保证日后健康的生活。我教过许多四五十岁的人，他们告诉我，他们真希望自己二十年前就了解亚历山大技巧。

以上是亚历山大技巧的一些更常见的应用，但是几乎任何人都能用它来改善自己全身的机能。亚历山大技巧的益处是巨大的——不仅仅是对身体健康，对情感和心理的健康也是如此。你会发现你的获益远远超乎你的想象。

为了充分认识亚历山大技巧，重要的是，要了解亚历山大自己为发展它所不得不经历的各个阶段。整个过程花费了七年时光，他不断地修改他的技巧，

亚历山大技巧是……

- 一种意识到全身的紧张并使其消失的方法。
- 一种再教育，好让你学习如何更合理地运用自己的身体，以免给骨骼、关节和内脏施加过多的压力。
- 一个让你更好地了解自己的过程，不仅仅是身体上的，也是精神上和情感上的。
- 一种在生活中做出真正选择的方法，而不是对任何特定情况的习惯性反应。
- 一种理解身体天生是如何运转，并且学习如何停止干扰身体自然功能的方法。
- 一种技巧，你可以在课程的帮助下练习，由此为你的生活带来和谐与满足感。

直到他去世于取得最初发现的六十多年后。直至今日，他的技巧仍在被训练有素的亚历山大技巧教师不断发展，他们发现亚历山大的最初发现至关重要。

技巧的演变

弗雷德里克·马赛厄斯·亚历山大，1869 年 1 月 20 日生于澳大利亚，他是约翰·亚历山大和贝特西·亚历山大（John and Betsy Alexander）的长子，他们育有八个孩子。他成长于塔斯马尼亚岛（Tasmania）西北海岸的一个叫温耶德（Wynyard）的小镇上。弗雷德里克是个早产儿，若不是因为他母亲爱子情深，他活不了几周（事实上，他母亲是当地的护士和助产士）。

弗雷德里克是一个体弱多病的孩子，他患有哮喘和其他呼吸系统疾病。由于身体欠佳，他很早就失学了，当地学校的老师晚上会来辅导他。白天，他帮父亲照看马匹，这可能是他的双手如此敏感的原因，这在后来他向别人传授亚历山大技巧时起到了关键作用。

十几岁时，弗雷德里克的健康状况逐渐好转。当他十七岁时，因为家里的压力，他不得不放弃自己深深喜爱的户外生活，去比肖夫山锡矿公司（Mount Bischoff Tin Mining Company）工作。工作闲暇时，他自学拉小提琴，还参加了业余的戏剧演出。二十岁时，他揣着积攒的钱去了墨尔本（Melbourne），在那里和他的舅舅詹姆斯·皮尔斯（James Pearce）住在一起，在接下来的三个月，他把辛苦挣来的积蓄花在了去剧院，听音乐会，以及参观艺术画廊上。当这三个月结束时，亚历山大下定决心要接受训练，成为一名演员和朗诵者。

声音问题

亚历山大继续留在墨尔本，为了资助自己在晚上和周末接受培训，他做过各种工作，包括为房地产经纪人工作，在百货商店工作，甚至做过茶商的品茶师。不久之后，他作为一流的朗诵者收获了很好的声誉，接下来有了自己的戏剧公司，专做莎士比亚单人朗诵会。

当亚历山大日益成功时，他开始接受越来越多的邀约，这样反过来让他的声带承受了更大的压力。没过多久，压力的影响开始显现，他的声音经常在演出中变得沙哑。他去看了一些医生和声音培训师，他们给他开药，并建议他做相关锻炼，但都没起什么作用。情况持续变糟，直到有一次，亚历山大几乎不能完成他的朗诵。他变得越来越焦虑，因为他意识到自己的整个职业生涯正处在危险之中。他又去看了一位医生，医生坚信他的声带只是过度紧张，告诉他让嗓子完全休息两周，并保证这样就能解决问题。亚历山大决心什么办法都试一试，在下次重要演出之前，他两个星期几乎没说一句话。

演出开始时，他很高兴地发现自己的声音清澈流畅，事实上比他几个月以来都要好。然而，他很快就感到沮丧，表演进行到一半时声音又开始嘶哑，接着情况越来越坏，当晚结束时，他几乎说不出话了。第二天，他感到很失望，又去看了医生，告诉他发生了什么。医生认为他的疗法有一定效果，并建议他让声带休息更久的时间。接下来发生的，后来证明正是亚历山大技巧的核心。

原因和结果

亚历山大拒绝接受更多的治疗，他说在自己完全遵循医生的指示两个星期之后，他的问题不到一小时又重新出现了。他跟医生理论说，即便他的声音在朗诵开始时是完美的，但是在朗诵结束时却状态糟糕，事实上，一定是因为他在表演期间做了些什么，才导致问题发生。医生仔细地思考了一会儿，也同意肯定是这个原因。"那么你能不能告诉我，到底是什么导致了这个问题？"亚历山大问道。医生坦诚自己并不知道。

亚历山大离开了诊所，决心找到一种方法来解决他的古怪问题。这让他踏上了一条探索之旅，不仅得到了他自己的问题的答案，也揭示出人体运动的机制，以及人对身体条件反射的干扰，正是这给身处现代文明中的我们带来许多病痛。当时，亚历山大的发现被严重低估了，虽然他的发现如今已经被认为是二十世纪最伟大的发现之一。

你可能会想，你事实上没有声音问题，但是你的背部、颈部、肩部，或者身体的其他部位会疼。值得注意的是，亚历山大的逻辑几乎可以应用于针对我们的任何疼痛。例如，如果你之前背好好的，但做了园艺活之后开始背痛，那么一定是你在挖土或除草时让身体承受了过大的压力，而这正是病痛的根本原因。不论你遭受什么样的身体疼痛，问题背后总有个原因，当原因消除后，疼痛或不适也会逐渐消失。

初步探寻

当亚历山大开始探寻时，他只有两条线索可以依据：
1. 舞台上的朗诵行为造成了嗓音嘶哑，导致他失声。
2. 当他用正常的方式说话时，声音嘶哑就会消失。

根据简单、有逻辑的步骤，亚历山大推断，如果平常的说话不会导致他失声，而朗诵却会，那么他说话和朗诵的方式一定有所不同。如果他能找出不同处，也许他就能改变自己朗诵时运用嗓音的方式，从而解决他的问题。他用镜子分别观察自己用正常声音说话时和朗诵时的情形，希望能看出二者之间的某些差异。当他正常说话时，他仔细观察，但是没看出有什么不正确或者不自然的地方。当他开始朗诵时，他注意到有几个动作不太一样：

- 他倾向于用一定的力把头部往后仰压向脊柱。
- 同时，他会下压喉部（声带所处的喉咙里中空的肌肉腔体）。
- 相应地，他开始通过嘴部吸入空气，发出喘气的声音。

在此之前，亚历山大对这些习惯毫不知晓。当他换回正常的说话声音时，他发现这时也有同样的倾向，只是不那么明显。这正是这些习惯之前没被发现的原因。所以，亚历山大的第一个发现是：**对身体的误用常常是习惯性的和无意识的。**

受到这些新发现的激励，他又回到镜子前，一遍又一遍地朗诵，看看他还能不能找到更多的线索。他很快就发现，在朗读对他的声音有特殊需求的章节时，上面的三种倾向加重了。这证明了他之前的猜测，在他的朗诵和失声之间必定存在某种联系。他头一次明白了，是他不知不觉间造成了自己的困扰。

初级控制

亚历山大遇到的第二个绊脚石是，他不确定是什么造成了这些有害倾向。他发现自己陷入了错综复杂的谜题中：是呼吸时的吸气导致他往后仰头并下压喉部的吗？还是他往后仰头导致他下压喉部并吸气？还是他下压喉部导致他吸气并往后仰头？

一开始，他解答不了这些问题，但他继续耐心地在镜子前实验。几个月后，他发现自己不能直接避免在呼吸时吸气，也不能避免下压喉部，但是通过放松肌肉的紧张，他能在一定程度上避免往后仰头。他还注意到，这样做时，也间接改善了他的喉部使用和呼吸状态。这时，亚历山大在他的日记里写道：

> "这一发现的重要性不可被低估，因为，通过它我有了进一步的发现，是关于人类机体工作机制的初级控制，这一发现也标志着我的研究的第一个重要阶段。"

亚历山大有了他的第二个发现：**初级控制的存在（从头部到脊柱的动态关系），**

能使肌肉达到最佳的活动水平，并反应于身体其余各处。

亚历山大继续他的实验，很快发现当他不再把头往后仰时，他声音中的沙哑就减轻了。他再次就诊时，医生发现他的咽喉和声带的整体状况有了显著改善。现在，亚历山大有了确证，就是他朗诵的方式导致他失声，而改变他的表演方式能够彻底根除他的问题。因此，亚历山大的第三个发现是：**运用身体的方式必定会影响到机体的所有各项功能。**

错误的感官知觉

想到自己终于抵达了问题的关键，亚历山大备受鼓舞，他继续实验，看看能否更好地改善自己的声带状况。他刻意地把头向前伸，但是惊讶地发现这也会压迫他的喉部。为了更仔细地看清自己是如何做动作的，他在原来那面镜子的两侧各加了一面镜子。再次从镜中观察自己时，他能清楚地看见他实际上还是和以前一样，把头下压到自己的脊柱上。亚历山大对这些发现十分诧异，因为他意识到，他做的是和他所认为的完全相反的动作。当即他就获得了自己的下一个发现：**他正被错误的感官意识所困扰。**

换句话说，他再也不能依靠自己的感官感受来了解自己在做什么，或者没在做什么。刚开始，他以为这只是他个人独有的情况，但是当他开始教授他的技巧后，他发现错误的感官知觉实际上很普遍。大失所望却又不能放弃自己的探求，亚历山大继续坚持，然后注意到，他将头部往后仰并且往下压的习惯不仅导致了他喉部下压，也导致了他全身产生各种紧张和压力。他意识到他也会上提胸部，弓背，骨盆前倾，腿部肌肉过于紧绷，甚至用脚扣住地板。这影响了他的平衡以及他行动的方式。这让他获得了他的下一个发现：**身体不是以各自独立的单元，而是以一个整体运转，各个部分互相影响。**

在接受朗诵训练期间，一位朗诵老师教他要用自己的脚"抓住地板"。他坚信显然老师懂得更多，所以他谨遵师嘱，绷紧自己的脚和脚趾。同样，在我们的社会中，为了纠正不良姿态，我们被教育要这样坐着，或那样站着。即便我们认为自己做到了他人所要求的，我们却很可能在让情况变得更糟，而非更好。这是因为我们误以为别人知道什么是良好的体态，而实际上他们并不知道。

亚历山大随后领悟到，出于与绷紧自己腿部和脚部肌肉的同一种习惯，他也会绷紧自己的颈部肌肉。多年以来，用脚"抓住地板"这一动作变成了一个根深蒂固的习惯，以至于他完全意识不到自己在这么做。他发现，若是舍弃自己所有这些习惯，他几乎无法朗诵。无论他做什么来改变自己朗诵的方式，都只会更紧张，而这最终让情况更糟。所以，亚历山大的下一个发现是：**特定的刺激会一次又一次地造成相同的反应，若不加抑制，会形成习惯化行为。这种习惯性的反应对我们而言显得正常而自然。**

现在，亚历山大发现自己在一种无可奈何的处境中，因为他依赖于自己的感官感受来获取信息，但是他从前面的经验中明白自己不能依靠这些感受。在实验的这个阶段，他在自己的日记中写道：

"重要的是要记住，在任何活动中运用的特定身体部位，都与机体中其他部位的使用密切相关，各个部位彼此施加的影响会根据这些部位的使用方式而不断变化。如果一个在活动中用到的部位是以一种相对新的方式在使用，还不太熟悉，那么相对于该活动间接用到的机体其他部位所受的刺激，以新方式运用这一部位的刺激相对较弱，因为前者用的是老的习惯方式。"

亚历山大继续解释道，在他这种情况下，他尝试着让自己的头和颈部做陌生的动作以进行朗诵。相比于采用习惯性的（但是错误的）脚和腿部的动作方式带来的刺激而言，采用新的头和颈部的动作方式带来的刺激必定是弱的。前者每当他朗诵时就会采用，已经变得熟悉了。这正是困难所在——打破我们旧的习惯以学习新的机体运用方式。

引导改变

这诱使亚历山大想到一个问题，那就是如何有意识地在朗诵中引导自己。他意识到他从来没有思考过他是怎样做动作的，只是简单地用习惯的方式来动，因为他觉得这是"正确"的。刚开始，他试着实实在在地把头部向前和向上伸来纠正自己，但很快就发现，这重新增加了他试图消除的那些肌肉紧张。这时他恼怒地放弃了，却随即实现了他期望的那种紧张的释放。他领悟到，他只需要**思考**引导，以做出改变，就不会制造出更多的紧张。接下来，他开始尝试意识到自己的行为并有意识地引导自己的行动方式。他把这个过程形容为**在活动中思考**。

亚历山大使用的"引导"一词的意义，即有意识地给你的身体赋予精神秩序，以便让你的身体回应你对它的要求，而不是仅仅通过习惯来运转。例如，当人们意识到自己正耸着肩，他们应该想着消除紧张，肩膀就会立刻放下来。对于这个过程更加详细的解释请见第四章。

> **亚历山大的计划**
>
> 1. 他要抑制任何对说出句子的刺激产生的立即反应。
> 2. 他要运用自己新的引导（精神秩序），这会让他的颈部和喉咙有更少的紧张。
> 3. 他会持续地投射这些引导，直至自己足够熟悉它们，能够在朗诵的同时始终如一地用上它们。
> 4. 继续给自己引导的同时，他会问自己是否应该：
>   a. 继续进行自己的朗诵工作
>   b. 终究选择不说话
>   c. 选择做一些完全不同的事情

当亚历山大练习自己的引导足够久之后，他决定回到镜前，在朗诵活动中试验自己的新发现。令他失望的是，他发现自己大多时候都失败了。他确信自己找到了问题的答案，但是这让他认定是他自己的个人缺陷阻碍他达成目标。他四处寻找一切可能导致失败的原因，数月之后，他发现直至开口之前，他都成功地给了自己引导，但之后就立即回归了老习惯，即把头部往后缩从而导致全身紧张。一旦涉及朗诵，亚历山大就极为"目标导向"，以至于任何想要"把它做对"的尝试都造成了他颈部肌肉的紧张。他必须找到一种方式不去关心自己是否实现了目标。他制定了上面的计划。

在执行这个计划一段时间后，亚历山大创立了他的技巧，主要包括提升意识、根除不良习惯和自由选择。他不仅能够摆脱危及自己职业生涯的习惯，也治愈了自己从出生以来就饱受其苦的反复性哮喘。

兴趣增加

亚历山大回归舞台后，许多受到类似问题困扰的演员同侪都向他寻求帮助，于是他开始向别人教授他的技巧。演员治好了自己的声音和呼吸问题的消息不胫而走，医生们开始将病人转介到亚历山大这里，他在治疗多种疾病的方面获得了巨大成功。他用自己双手的轻柔的引导，以及口头的指教，来传授他的技巧，帮助许多人改掉了成为他们疾病根源的不良习惯。

其中一位医生，J.W. 斯图尔特·麦凯（Dr J.W.Stewart McKay），看到了亚历山大所做工作的巨大潜力，说服他去伦敦，好将他的技巧带给更广泛的受众。1904年的春天，亚历山大乘船前往英国。他于当年的晚些时候到达，并在维多利亚街（Victoria Street）开业，后来又开在伦敦市中心的阿什利广场（Ashley Place）。很快，亚历山大就成了许多人极力推崇的偶像；那个时期，他曾教过许多著名人物，包括乔治·萧伯纳（George Bernard Shaw，剧作家）、奥尔德斯·赫胥黎（Aldous

Huxley，作家）、约翰·杜威（John Dewey，哲学家和教育家）、亨利·欧文爵士（Sir Henry Irving，演员），以及查尔斯·谢灵顿爵士（Sir Charles Sherrington，诺贝尔生理学或医学奖获得者）。六十多岁时，因为担心他的技巧会随他去世而销声匿迹，他受人鼓励设立了教师培训课程，1931年，他开始在他位于阿什利广场的家中培训教师。亚历山大一直在进行私人授课和培训新教师，直至他去世于1955年10月。

亚历山大技巧
与你的关系

● ● ● ● ● ● ● ● ● ● ● ● ●

"从与自然的竞赛中脱颖而出后,他(人类)已不再是
一个自然动物。他演化出了不同寻常的辨识力、选择力
和建造力。他改变了自身的环境、食物和整个生活方式。
他探索了支配遗传的法则,探究了疾病的成因。
但他的知识仍然有限,他的显现尚不完全。
我们称之为进化的力量,仍然将他束缚于枷锁,
而人类已松开了镣铐,终有可能完全自由。"

弗雷德里克·马赛厄斯·亚历山大

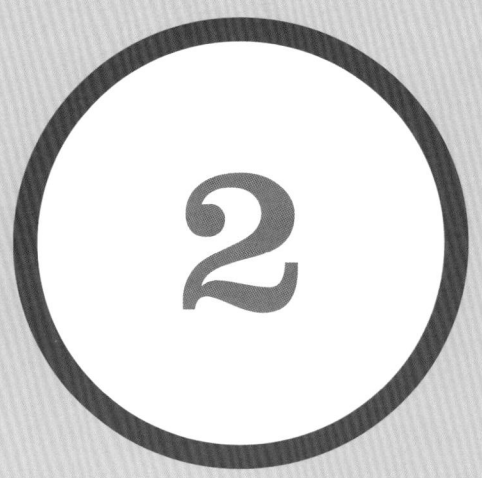

过去的一个世纪，我们在医疗和科学上取得了伟大进步，攻克了许多严重的疾病，而其他一些病症，包括背痛、肩颈疼痛、脊柱疾病、抑郁症及失眠症却愈演愈烈。虽然其中鲜有致命性的，但它们会给我们的生活质量带来负面影响。上述症状通常与身体中的紧张有关，它们会劳损肌肉和关节，扭曲我们的自然体态。

儿童们以最少的力气自由活动，当他们奔跑时，以头部作引导，身体的其余部分轻松自然地跟随。而我们成年人的动作经常是不协调的。亚历山大技巧帮助我们释放紧张，学习新的行动方式，重新发现我们与生俱来的优雅姿态，让我们能够享有更加健康快乐的生活方式。

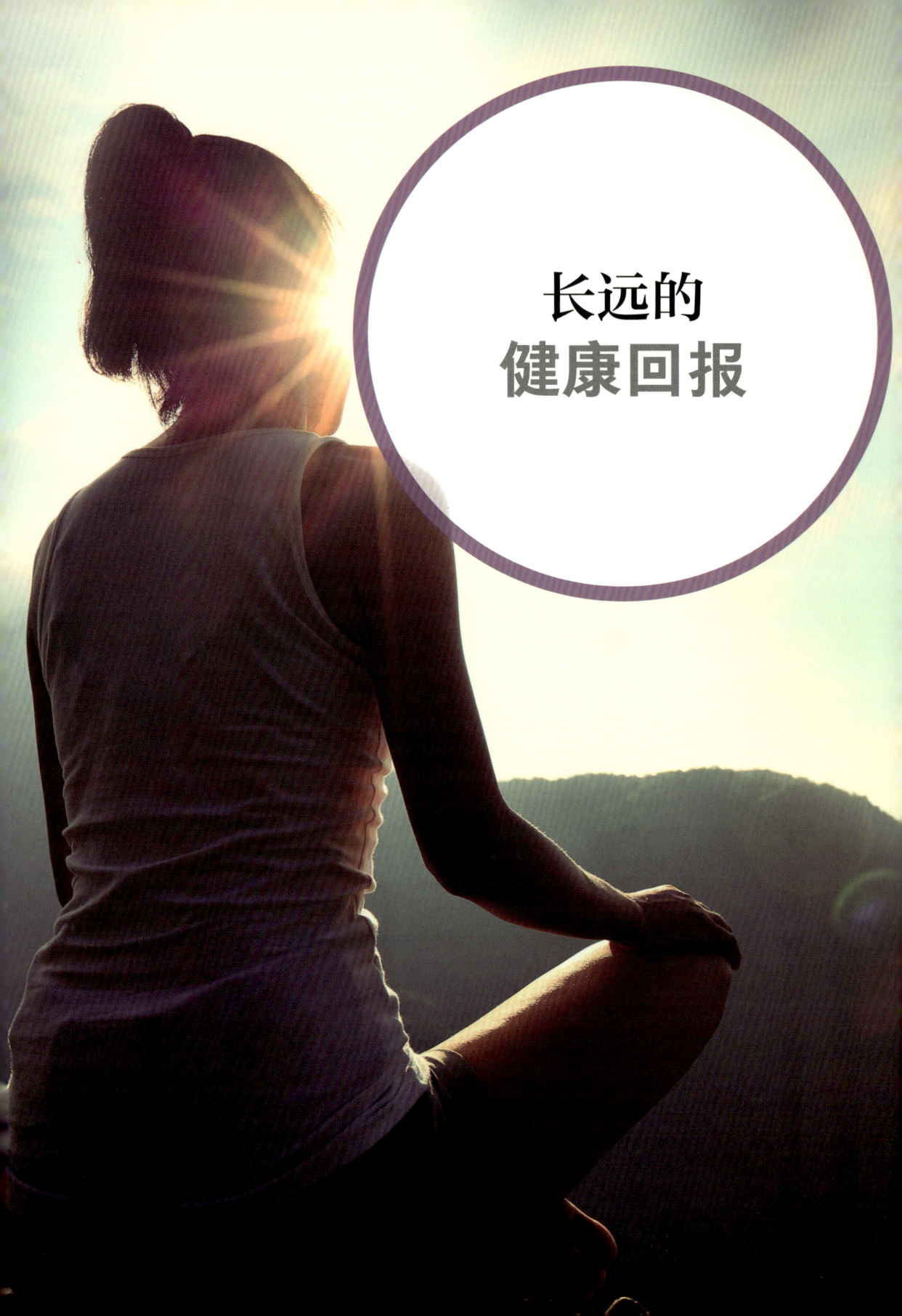
长远的
健康回报

科学已经在治愈重大疾病方面取得了长足的进步，然而对于其他病症，包括许多肌肉骨骼失调症和多种神经症，在实验室中还没能找到对策。起初，每年进入市场的不可胜数的药物给人们带来了巨大的希望，但不幸的是，随着身体对药物的效用变得耐受，这种希望常常落空。相反，对绝大多数常见症状的解释，都能在我们的生活方式中找到，这正是亚历山大技巧发挥重要作用之处——要我们采取积极行动来自我救助。

生活不是突发事件

生活似乎一直在以越来越快的步伐前进。许多全职工作的人，为了完成不可能在最后期限内完成的工作而持续处于压力下。这种东奔西跑忙得团团转的后果，很容易从肌肉紧张的形态中看出来——耸起的肩部，僵硬的脖颈，不断往后缩的头部，紧张而不愉快的脸色——但我们的生活不是以这种方式开始的。

著名作家乔治·奥韦尔（George Orwell）曾经说过，四十岁时，你会拥有一张你应得的脸。或许对于身体而言也可以这么说。孩童时期，我们有的是时间，因此所有东西都让我们感兴趣，能看得出来我们目光炯炯、容光焕发、跃跃欲试。我们许多人成年后经历的压力和紧张，其种子在早年就已种下，那是现代社会给人们带来的影响的一部分。

这看起来很奇怪，因为多亏现代科技，我们才有这么多机器来让生活更加便捷——洗衣机、洗碗机、汽车、吸尘器、电脑……不胜枚举。事实上，在20世纪50年代后期，许多人都曾生怕既然有了这么多节省体力的设备，他们的双手会有过多的空闲时间！然而，如今事实上我们的时间似乎更少了，许多人经受着来自各方面的越来越大的压力。结果，他们的生活品质——这正是他们一直希望改善的——受到了严重的影响。

如今，哪怕是一次简单的购物之行，也会造成压力。我们宝贵的时间用在了一圈又一圈地开车寻找停车位上，即使找到了，通常也有规定的时间限制，结果我们不得不匆匆忙忙，尽量在要收超时停车费之前买齐所有的东西。因为道路交通状况每况愈下，其他许多活动，诸如送孩子上学或者准时上班（或者二者都有！）也会增加压力。要求父母或伴侣双方都去工作以提升生活水平，也会导致越来越大的压力产生，虽然不易察觉，但是因此带来的压力后果往往是不幸福的家庭生活，家中的争吵越来越多。这种压力的一个直接结果是离婚率在过去的二十年中急剧上升，清晰地反映了许多人所承受的压力。上述结果给家长和孩子都带来了伤害，而真正的损失可能经历未来几代人后才看得出来。

对我们而言，重要的是要认识到，生活不是突发事件，只不过我们许多人表现得像是如此。虽然看似每天都没有足够的时间来做完所有的事，但我们确实应该给自己一个机会停下来思考——如果我们继续在这样的压力下运转，我们就毫无必要地让自己面临着各种与压力相关的病痛。压力会从许多方面体现。一个事例是，牙医不得不面对不断增多的病人，这些人在睡觉或开车时会用极大的力量将牙齿紧紧咬在一起。他们的牙齿会松动，时间一久就掉了。令人惊讶的是，这些病人自己完全意识不到他们对自己的伤害。类似的紧张在全身也能看到，在肌肉牵拉骨骼的过程中，会造成骨骼和关节不必要的磨损。练习亚历山大技巧正有助于缓解或预防这些紧张。

真正的幸福

亚历山大技巧能够帮助我们慢下来，顺其自然地度过每一天，而不是每天都试图实现更多。我们不应过分努力，而要容许我们的生活自然地展开。为了赶上最后期限，我们比实际需要的更快地损耗了自己的身体，因为比起以往我们要应对更多的刺激。毫无助益的是，我们事实上每天都会受到广告的狂轰滥炸，促使我们相信没有某个特定的产品我们的生活就不完整：我们开始认为某款特定的汽车能给我们带来生活中久违的自由感；某款特定的牙膏或洗发水能帮我

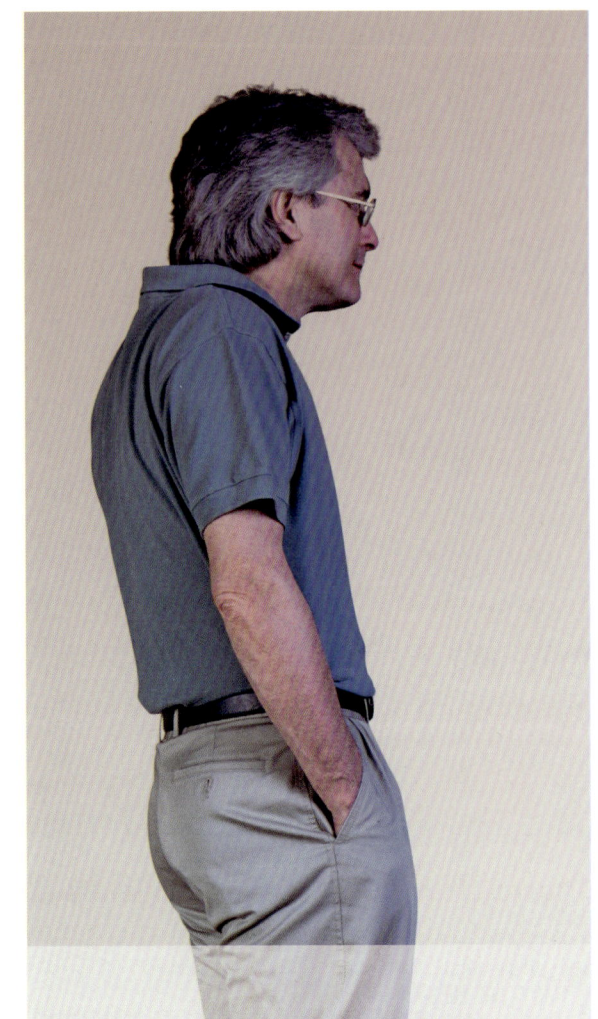

许多人都有错误的自我感知。这位男子认为自己站得很直，但是很明显，他的腰部以上是向后倾的。这样会导致背部肌肉收缩，很可能造成背痛。若不是看到了镜中的自己，我们往往意识不到我们的动作与自己预期的完全不同。

们找到自己一直想要的爱情；或是某个特定品牌的啤酒能带给我们缺失多年的幸福。

在内心深处，我们都知道自己不应在不满的状态中生活，因为，这会让我们感到，自己必须为过上更好的生活而不断奋斗。问题在于，这种潜移默化的影响已经久得我们都记不清时间了，而身体、心理和情感的习惯在我们的生活中如此根深蒂固，以至于我们几乎不可能看到另一种更轻松的生存方式。我们需要认识到，我们试图获取的物质财富将不会带来我们渴望的幸福。幸福来自内在：它是我们与生俱来的，是儿童天生就拥有的。

亚历山大完全相信他的技巧能够让自由选择重回人们的生活，从而让他们摆脱如今十分常见的紧张和焦虑，开始一种更加自然、和谐的生活。在他的著作《个体的建设性意识控制》（*Constructive Conscious Control of the Individual*）中，他声称，大多数成年人缺乏真正的幸福，事实上，是由于他们正经历着持续性的"心理－生理自我"恶化使用。这种恶化与一定的性格特质、缺陷、脾性等相关，比如性格不完全协调的人在生活中挣扎，就会受到某些适应障碍的困扰。这些适应障碍在睡觉和走路时会让人感到烦躁和压力。他接下来说道："当适应障碍持续存在，这些恶劣情形会日积月累地加剧，就会滋生那种不满的心理－生理状态，我们称之为'不幸福'。"

我们做动作的方式是我们情感状态一面镜子。例如，当某人正在恋爱之中，你能清楚地看出，他们开始以一种极为不同的方式行动。比较他们的动作和某个上班族走在

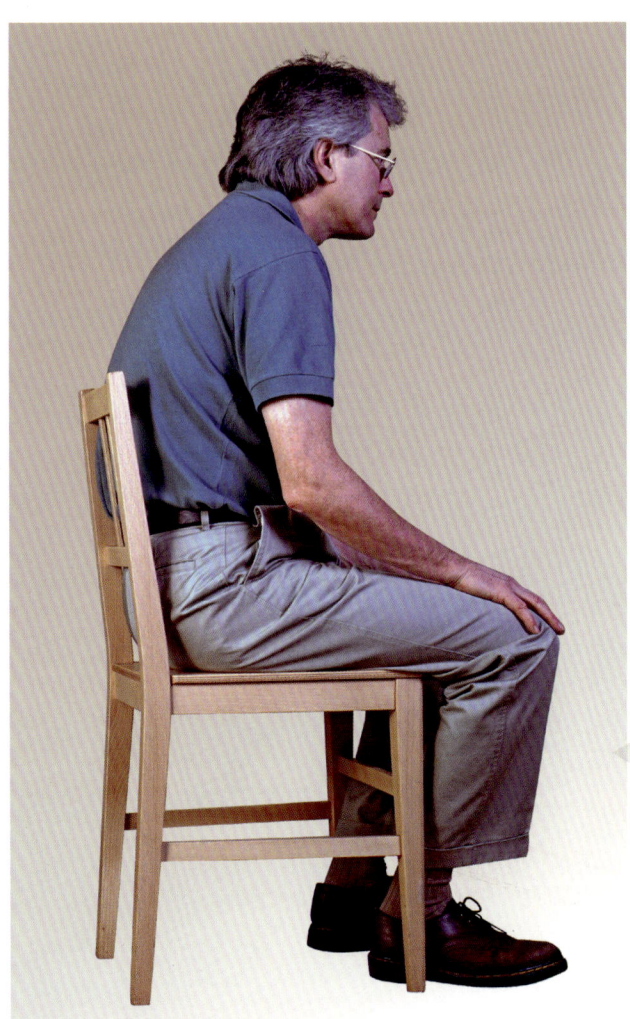

"恐惧反射"导致的肌肉紧张，会习惯性地固化于我们的体内，即使是休息的时候。注意这位男子，他的肩膀抬起，头部向后缩压在脊柱上。经年累月，这成了一种常态坐姿，可能导致许多问题，如关节炎、老年时期的普遍僵硬、呼吸不畅和颈背疼痛。

路上的动作,很容易看出区别,特别是当上班族不喜欢自己的工作时。但不幸的是,心灵的宁静变得越来越难以获得,而取而代之以焦虑、不安和对生活中的真实事物普遍的兴趣缺乏。

当我们开始远离我们天生的愉快心境,担忧就占领了进来——担心诸如失败、嘲笑、抢劫、被拒绝和贫穷。当这些担忧开始在生活中出现,我们的肌肉就会做出回应。我们拥有非常高效的反射系统,当我们受到惊吓时就会开始运转,这种反应已经被称作"恐惧反射"(有时也称作"战或逃"惊惧模式):肩部耸起,颈部肌肉紧张,含胸,膝盖弯曲。这种反射会在出现突发状况或者我们害怕时触发,以使我们准备好快速行动,但是在日常生活中,当我们约会迟到,受到工作压力,或者甚至是担心未来会怎样时,它也会发作。如果这些情形足够频繁地发生,直到我们体内的压力再也去除不掉,而我们无所察觉,颈部和肩部的紧张就会成为习惯(参见对页)。

当我第一次开始上亚历山大技巧课时,老师就指出我的颈部很紧张,但直到有一天我赴约迟到了,我才意识到我的颈部真的很紧张。我的路线把我带到了一条乡间小路上,因为一群横穿马路的牛,我迟到得更久了。有几秒钟,我能感觉到随着我的颈部肌肉收缩,我的下巴在向前突出,我恐惧的情绪反应越来越强烈。我开始意识到,当我只是坐在车里不做任何动作时,我给肌肉施加的紧张是多么大。它让我明白,实际上是我的**心理**导致一种情感反应,反过来又导致我体内压力的产生。

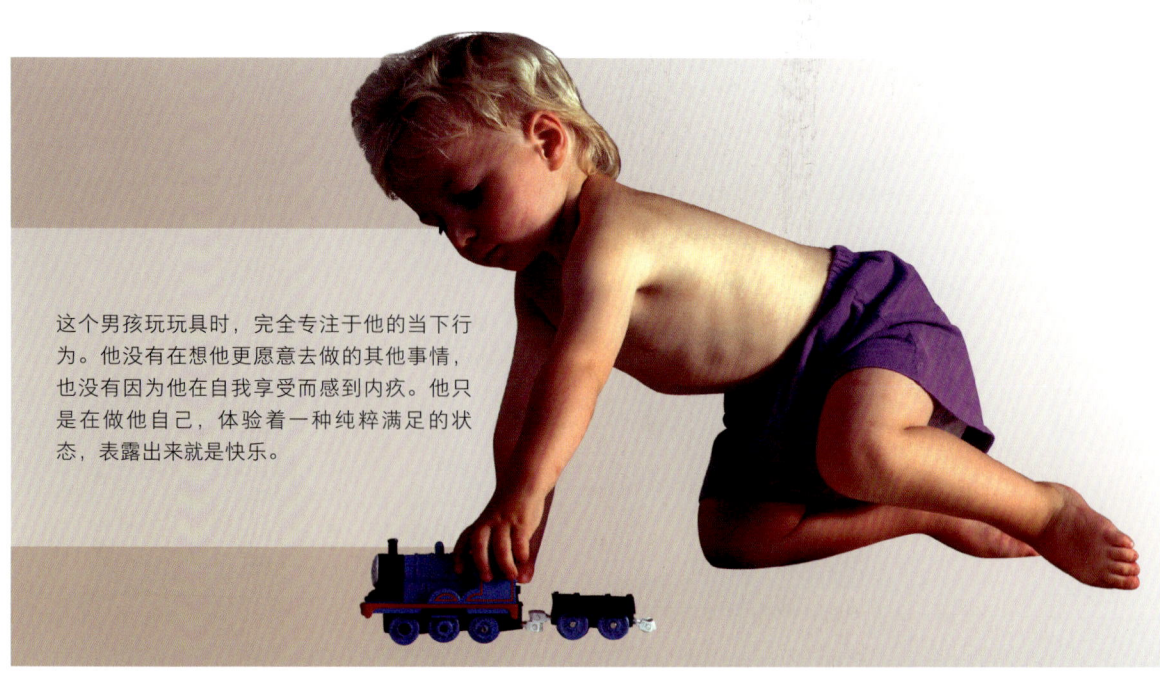

这个男孩玩玩具时,完全专注于他的当下行为。他没有在想他更愿意去做的其他事情,也没有因为他在自我享受而感到内疚。他只是在做他自己,体验着一种纯粹满足的状态,表露出来就是快乐。

许多人在没有进行任何活动时,也会不当地使用自己的身体——他们习惯于在紧张状态下坐着,却认为自己是放松的。这位男子需要从椅背得到支撑,因为他自己的姿势肌(postural muscles)(译者注:又称抗重力肌)不再履行支撑的功能了。这通常是因为,我们工作或上学时,有太多的时间弯腰驼背趴在桌前——这改变了我们自然的直立体态,导致我们形成不良习惯,让整个肌肉系统备受压力。

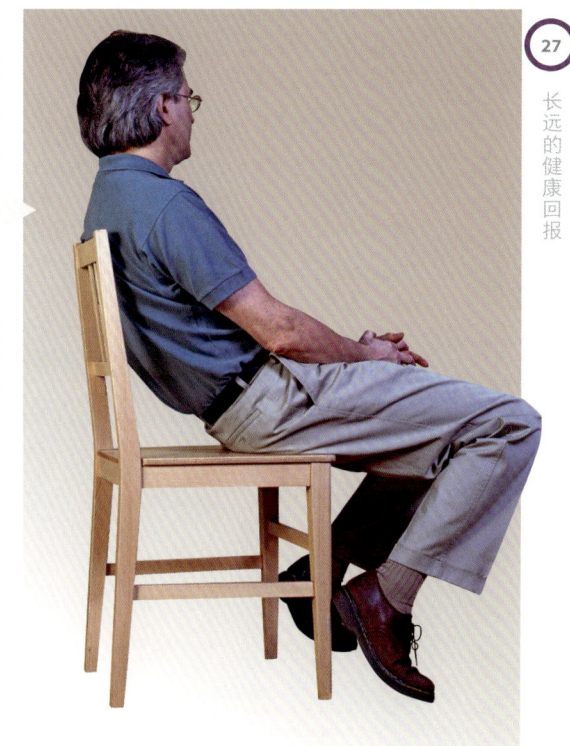

结果获取

亚历山大坚信我们大多数的健康问题之所以会发生,是因为作为人这一物种我们已经变得完全"目标导向"了。他称人类为一种名为"结果获取者"的物种,因为我们经常想要达到目的,却不考虑我们达到目的所用的手段。我们试图提高生活质量的这种方式,不仅仅在加速劳损我们的身体,也给我们居住的地球带来毁灭。亚历山大相信,除非我们停下来并思考我们所作所为的结果,否则,人类迟早会全球性地毁灭自身,就像我们用肌肉紧张摧毁自我那样。

练习亚历山大技巧教会我们意识到自己的动作,以便我们做出既不损伤自己也不损害环境的选择。想想我们对地球所做的结果获取型的事情,看看都带来些什么结果:人造化合物导致了有害的紫外线辐射水平的增加,成为臭氧层破坏的主要原因;道路上汽车的数量每年都在增长,每一辆都会排放一氧化碳加剧空气污染;每分钟都有大面积的热带雨林遭到破坏,按当前的损毁速度,热带雨林在未来数百年内可能会彻底消失,与此同时消失的还有自然栖息在其中的所有动植物物种;由于金枪鱼的捕捞,估计全世界有一千万只海豚已被杀死。

上述只是我们对环境所做的不可逆的破坏中的几例,目前一段时间,我们的生活方式似乎不会发生多少改变。我们为了自己的眼前利益在掠夺地球,却丝毫不为后人考虑,这种奋力实现自己的目的而不计后果的态度,也贯彻于我们对自己身体的所作所为中。仅仅因为太热衷于实现自己的目标,我们经常把自己置于压力之下,而不考虑在此过程中给自己带来的伤害。

记得早在 1970 年时,我在电视上看过一个环保节目,名为"由于无利可获明天已取消"(Owing to Lack of Interest Tomorrow Has Been Cancelled)。这个节目概述了污染环境的危害，呼吁众多顶尖科学家立即采取措施，这样我们才能勉强有继续生存的机会。但是如今，近半个世纪后，污染日益严重，而人人都继续像以前一样，貌似对后果浑然不觉。

我们一次又一次地收到警告——要收到多少警告，我们才能下定决心采取建设性的行动，以带来我们迫切需要的改变呢？除非我们停下来，仔细掂量一下，作为个人也作为一个种群，我们到底要怎样生活，否则我们会走向灾难的深渊。同样的警示已经用许多不同的方式提出过，包括如下的印第安谚语：

> 只有当最后一棵树死去，
> 最后一条河被污染，
> 最后一只鱼被捉住，
> 我们才会明白——钱不能填饱肚子。
>
> 〔佚名〕

亚历山大技巧不仅仅是一种改善体态和动作的方法——它涉及一个人在一生中所面临的每个问题。理性、选择力和常识是我们所有人都有幸享有的至高礼物；不幸的是，我们许多人不运用这些品质，而表现得像旅鼠们，一味模仿他人而不知独立思考。最近我看了一幅风趣幽默的漫画，它描绘了一队旅鼠排队往悬崖下跳，图片下配有解说词："两千只旅鼠一定错不了"。我们许多人效仿他人，是因为从童年时我们就害怕被孤立，让自己出丑或者被同龄人嘲笑。当我们面对各种各样的外部压力促使我们屈从时，需要用极大的勇气来将事情想透彻，然后起身捍卫你打心底认为是正确的东西。

通过遵循亚历山大技巧的原则，我们可以更清晰地意识到自己生活的方式。这些原则能够帮助我们所有人停下来去选择自己想要的生活方式，使生活的各个方面都潜在受益，包括从健康问题到更广泛的话题，比如更留心于环境从而帮助我们的星球。从没有哪个时期像现在这样，我们是如此需要亚历山大技巧所带来的身体、心理和情感上的收获。不过，要发现压力的源头，我们需要先看看"受过教育"的孩子的典型发展过程。

发展中的儿童

儿童时期被对待的方式，对我们的生活方式有巨大的影响，许多贯穿我们成年时期的行为模式都是在童年早期甚至是婴儿时期形成的。儿童通过模仿周围的人来

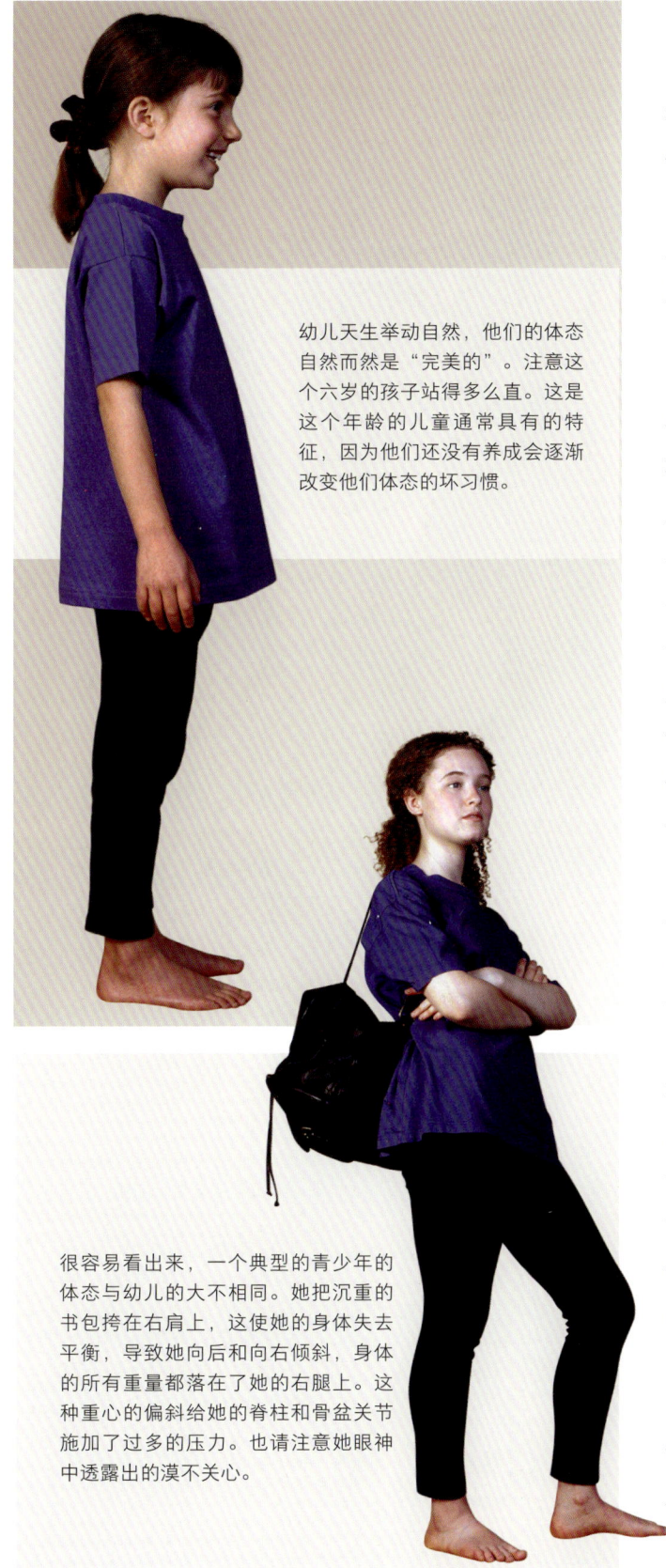

幼儿天生举动自然，他们的体态自然而然是"完美的"。注意这个六岁的孩子站得多么直。这是这个年龄的儿童通常具有的特征，因为他们还没有养成会逐渐改变他们体态的坏习惯。

很容易看出来，一个典型的青少年的体态与幼儿的大不相同。她把沉重的书包挎在右肩上，这使她的身体失去平衡，导致她向后和向右倾斜，身体的所有重量都落在了她的右腿上。这种重心的偏斜给她的脊柱和骨盆关节施加了过多的压力。也请注意她眼神中透露出的漠不关心。

学到所有的东西，刚开始时，他们甚至不去判别他们模仿的行为的优劣。成人的习惯在无意中被儿童模仿，往往要二三十年后才显现出来。

在最近一档教育节目的广播中，我听一位校长谈到，当孩子们在上学期间，他十分关注他在孩子们身上看到的变化。他看到五六岁的孩子们刚入校时有着明亮的眼睛，带笑的脸庞，优美的姿态和轻松自如的动作。他们几乎总是爱说话、渴望讨好他人、愿意学习，并且对生活充满热情。当这些孩子从学校毕业时，他们几乎不去看别人的眼睛，他们弯腰驼背，习于懒惰，对周围的人漠不关心，而且普遍看起来不开心。他问道："我们以教育的名义对孩子们做了什么，以至于让他们的变化如此巨大？"

在我看来，答案很简单：学校的本质，是要去除儿童们选择的自由。为达到这一点，在身体方面让他们长时间坐着，在心理方面在让他们承受考试压力，在情感方面则是当他们不遵从现状时，让他们感到格格不入或尴尬出丑。

四到五岁的儿童，大多都有优美的体态，他们可以非常轻松灵活地运动。他们不断地根据情

正文下接第 32 页

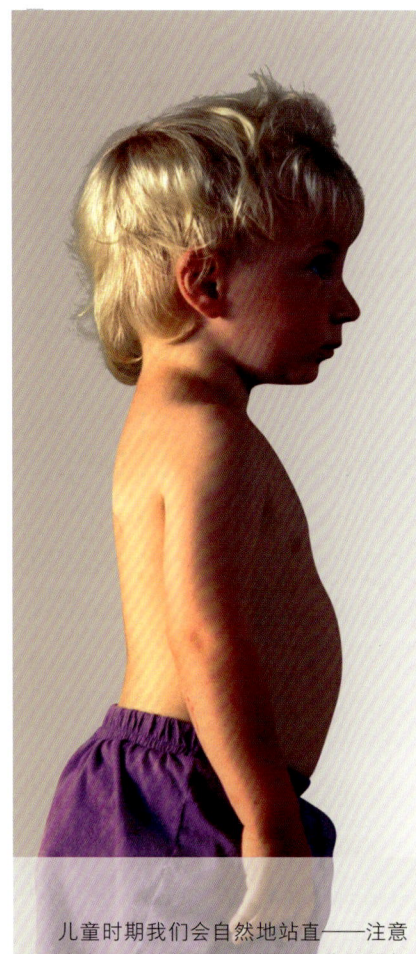

儿童时期我们会自然地站直——注意这个男孩的头部、脊柱、骨盆和腿都在一条直线上。他没有"做"任何事情就能达到这一点——这得之于他天生的体态系统，使他不费任何体力就能让身体站直。

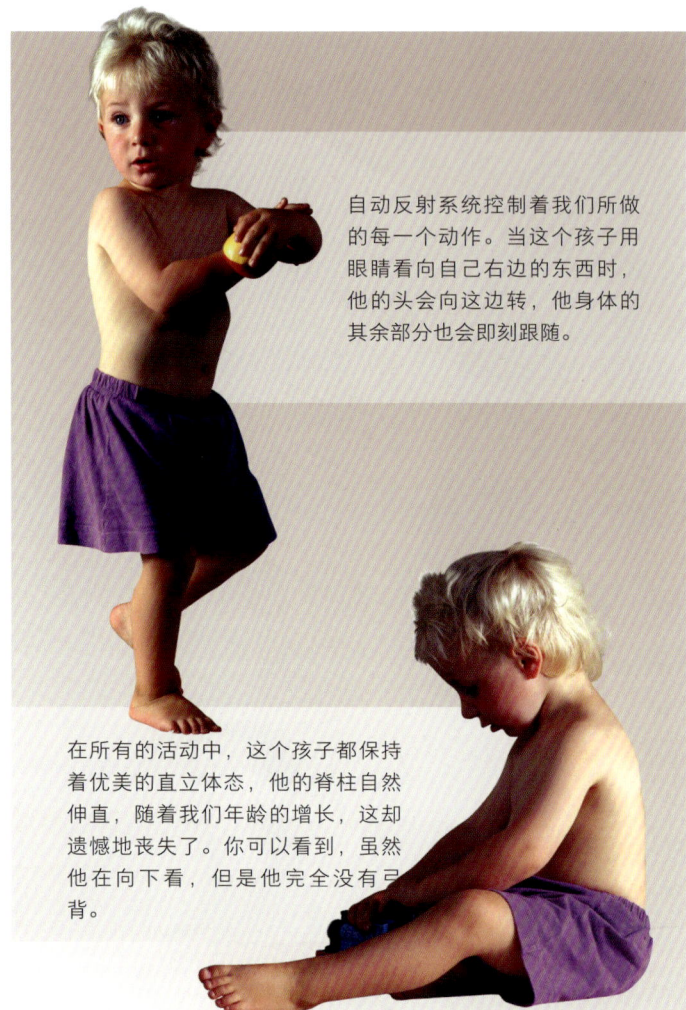

自动反射系统控制着我们所做的每一个动作。当这个孩子用眼睛看向自己右边的东西时，他的头会向这边转，他身体的其余部分也会即刻跟随。

在所有的活动中，这个孩子都保持着优美的直立体态，他的脊柱自然伸直，随着我们年龄的增长，这却遗憾地丧失了。你可以看到，虽然他在向下看，但是他完全没有弓背。

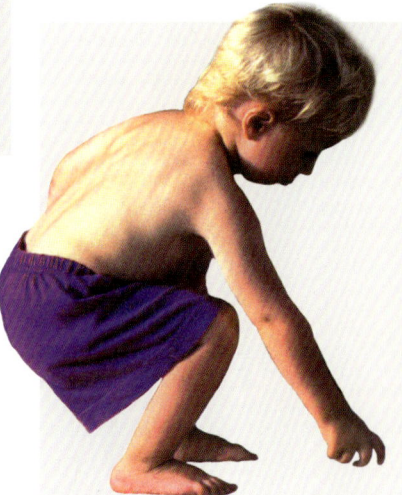

孩子们因其协调和平衡，行动起来优美自若，让观看者赏心悦目。注意这个孩子在弯腰时是如何分配自己身体的重量的，他一半的体重在双脚前方，另一半则在后方。他的头、颈和背部都处于一种自由的状态，这有助于他的整个身体自由活动。

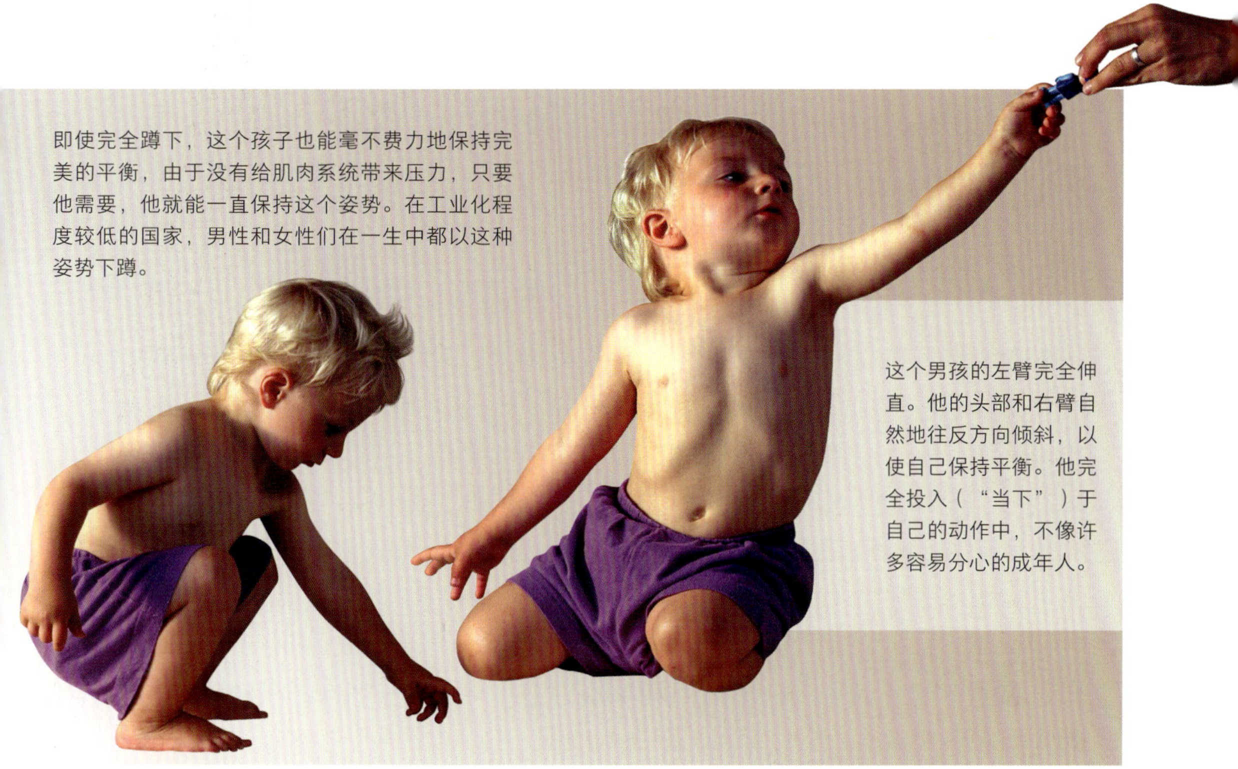

即使完全蹲下，这个孩子也能毫不费力地保持完美的平衡，由于没有给肌肉系统带来压力，只要他需要，他就能一直保持这个姿势。在工业化程度较低的国家，男性和女性们在一生中都以这种姿势下蹲。

这个男孩的左臂完全伸直。他的头部和右臂自然地往反方向倾斜，以使自己保持平衡。他完全投入（"当下"）于自己的动作中，不像许多容易分心的成年人。

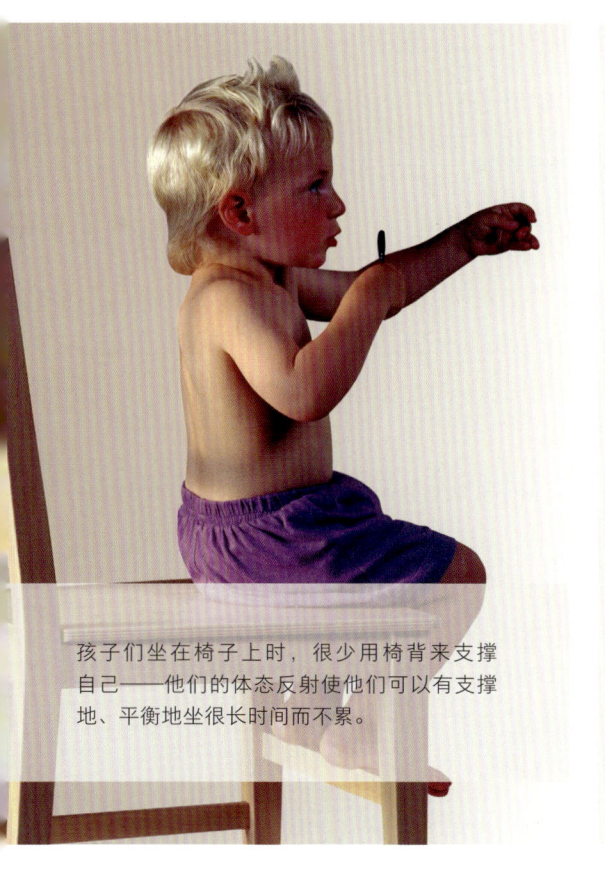

孩子们坐在椅子上时，很少用椅背来支撑自己——他们的体态反射使他们可以有支撑地、平衡地坐很长时间而不累。

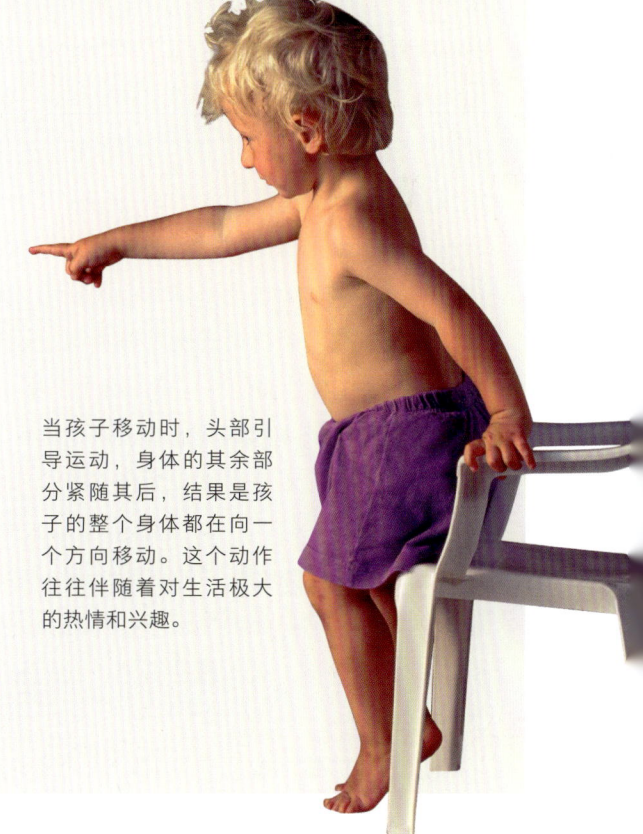

当孩子移动时，头部引导运动，身体的其余部分紧随其后，结果是孩子的整个身体都在向一个方向移动。这个动作往往伴随着对生活极大的热情和兴趣。

绪改变自己的动作——有时单脚跳跃，有时蹦蹦跳跳，有时刻意地慢慢走，下一秒又疯狂地飞奔。他们不必在规定时间待在某地从而给自己的身体施加压力。这个年龄的儿童自由地表达自己，和他们在一起是很让人高兴的事。通常认为，他们真正地拥有着自由精神。

相比之下，自然的成长过程会导致上述大多数自然举动的消失，当他们从学校毕业时，他们已经形成了反映他们情绪感受的某些定型的动作。例如，你通常从某个青少年的体态就能看出他／她是害羞的或是缺乏信心的——自信的缺乏往往反应在驼背的体态中，这时头部下垂，便避免了眼神的交流。这些动作变得根深蒂固，成了无意识的习惯，它们经常将不均衡的压力施加于某些肌肉、关节和内脏器官，严重到身体无法再有效地运转。作为成年人，我们往往能够只通过站立或走路的方式就辨认出我们的朋友，这只不过是因为他们多年以来形成了特定的动作习惯。

人们总是认为这是日渐变老的过程中一个正常的部分。然而，在尚未充分工业化的社会中，一个成年人的自然体态和动作的灵活度在其一生中的大部分时间都未受损害。例如，在印度或非洲，普通的六十岁的男性或女性都可以轻松自然地下蹲，而西方文化中的大多数人，情况却不是这样。

身体压力

从五岁开始，每个孩子都必须上学，坐到学校的椅子上。孩子们往往发现学校的椅子很不舒服，因为它们不是很适合他们的自然体态。很大程度上，这是由于承受身体大部分重量的椅面通常是向后倾斜的。这导致孩子们必须让自己的许多肌肉紧张起来，以保持他们更年幼时就自然习惯的直立体态。他们本能地不喜欢这种感觉，总是不出几分钟就试图站起来或者走一走。为了对抗椅子造成的"向后倒"的感觉，许多孩子会将椅子的后腿抬离地面以向前倾，从而造成坐在前倾的椅子上的感觉。这种姿势让他们可以毫不费力地保持体态。

孩子们有天生的聪明才智，这是他们本能地试图尽可能久地保持自然体态的原因。成年人往往不会问孩子**为什么**把椅子向前倾，而会用他们自己小时候被教育的那些话告诫孩子们："不要在椅子上来回摇摆——你会把椅子弄坏的！"当然，是有危险，有人可能会被椅子的后腿绊倒，或者孩子向前倾得太多结果摔倒受伤。然而，有趣的是，人们把会损坏椅子作为理由。在这个阶段，大人甚至完全不考虑孩子的体态受到的危害，只不过是因为，我们大多数人不知道孩子们觉得很多椅子都不舒服的原因。

孩子们仍然不会放弃寻找舒适的姿势，在这个过程中，他们往往练就了一种把一只腿蜷在身下、坐在上面的技能。这也会抬高骨盆，使他们能够再次保持挺直的姿态。然而，大多数情况下，我们非常不鼓励这种做法，因为这会影响血液向下流到腿部。所以，由于孩子在整个学习生涯都不得不坐在向后倾的椅子上，他们的背部肌肉会越来越疲劳，早晚都要驼背。更糟的是，他们不得不趴着写作业，因为很难用到髋关节（由于椅子的形状，骨盆已经向后倾了），他们只好弯曲脊柱，导致椎间盘产生不必要的劳损。

这是一个很难克服的问题。家长所能做的最好的事情就是意识到问题所在，确保孩子的这种习惯不会变得根深蒂固。虽然孩子们常常忽视父母的建议，尤其是当这让他们在学校里看起来格格不入时。对于孩子而言，在家时坐在一块楔形坐垫上可能会有帮助，这至少让他们的身体在一天中的部分时间里恢复自然体态。

所以，我们的孩子们的体态之所以在学校变差，大部分不是他们自身的错误，

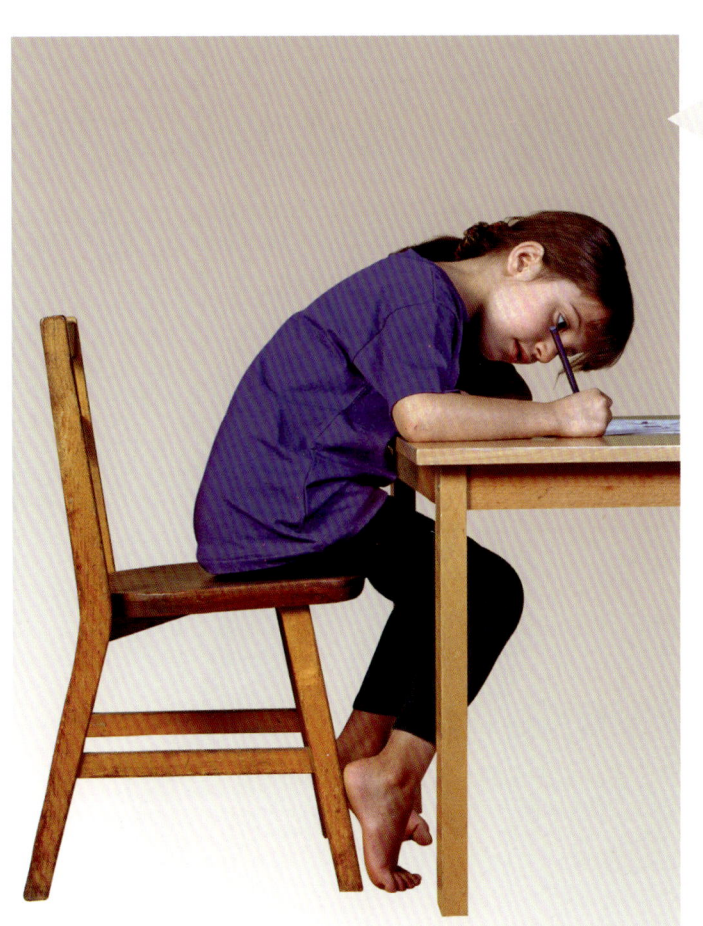

当他们还在生长发育的那几年，几乎所有的幼儿每天都得数小时趴在那做作业。注意这把向后倾的椅子是如何促使孩子弯曲她的脊柱而不是髋关节的。

弓背的体态成了一种习惯，这个孩子即便没有趴在课桌前，仍然弯曲脊柱坐着。不良姿势会压迫内脏器官，对她的呼吸产生不利影响。肌肉的收缩状态让她蜷身，使胸腔被"固定"住，以至于她的肺部可扩张的空间更少。她的肋骨本应当一直保持活动。

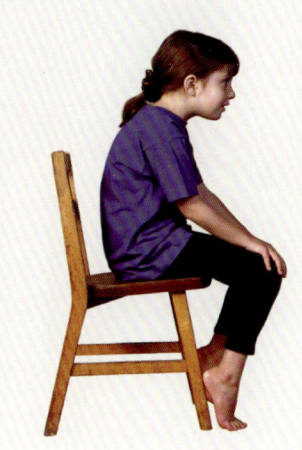

但是我们却责怪他们的体态不好！他们被告知要坐直、把肩膀向后收，做到这一点的唯一办法是更多地紧张起来以反弓腰椎。然后，他们就会开始觉得这才是自己应有的坐姿。不幸的是，这种体态固化于身体中，通常会贯穿一生，随着时间的推移逐渐变得更疼。如今，这种问题往往早于入学前就发生了，因为大部分孩子的婴儿车和儿童汽车座椅也是向后倾的（参见对页），而他们还不到一岁就开始使用了。不过，还是有几种不向后倾的，值得去找找它们。此外，家长可以通过使用坐姿辅助工具来帮助他们的孩子保持自然体态（更多有关坐的内容请见第四章）。

因为我们许多人都有过同样的经历，所以数百万人当前正饱受腰痛折磨这事，一点也不令人惊讶。我认为，我们小时候就被告知要保持的这种体态，它和近年来背部、颈部疼痛病例显著上升的现象有直接关系。

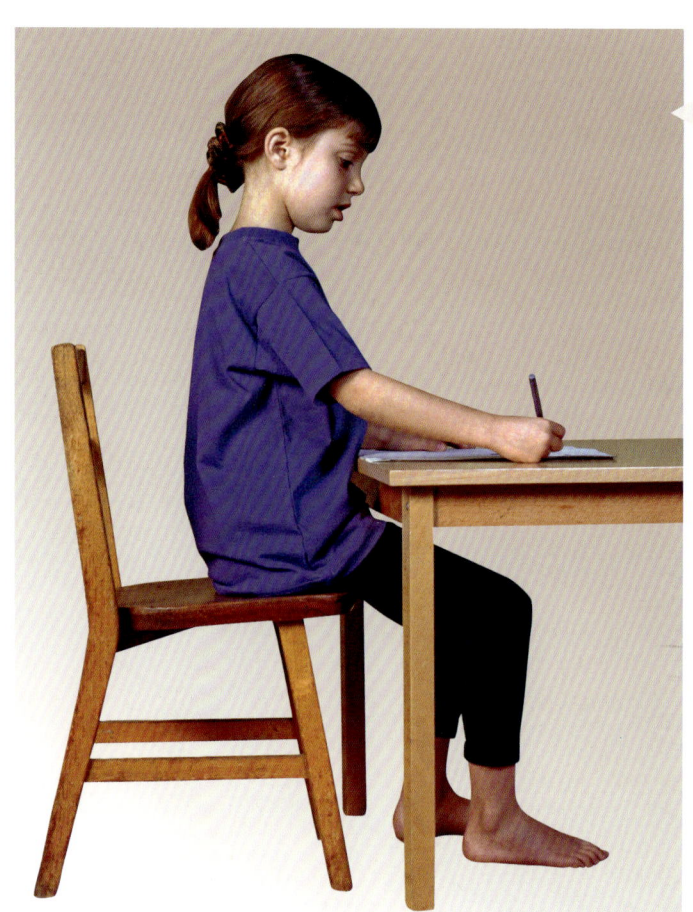

在亚历山大技巧课中，老师会帮助孩子意识到她在课桌上写字及做其他活动时的体态问题。现在她的背更直了，头部自然地位于脊柱上方。这使她可以更深地呼吸，让她感到更敏捷。随着手指放松，书写也有可能改进，而紧张往往会造成笨拙的动作。

学会了在课桌前保持平衡姿态的孩子，在其他时间就不太可能弓背坐着。这会提升自尊心和整体的幸福感，还会有助于孩子避免形成许多影响日后生活的不良习惯。

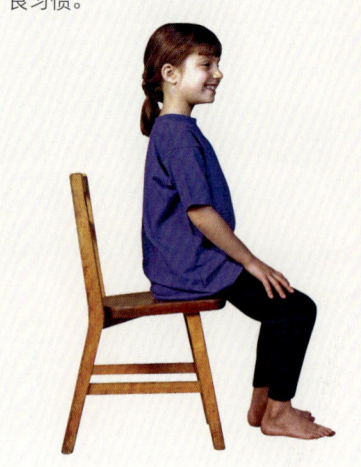

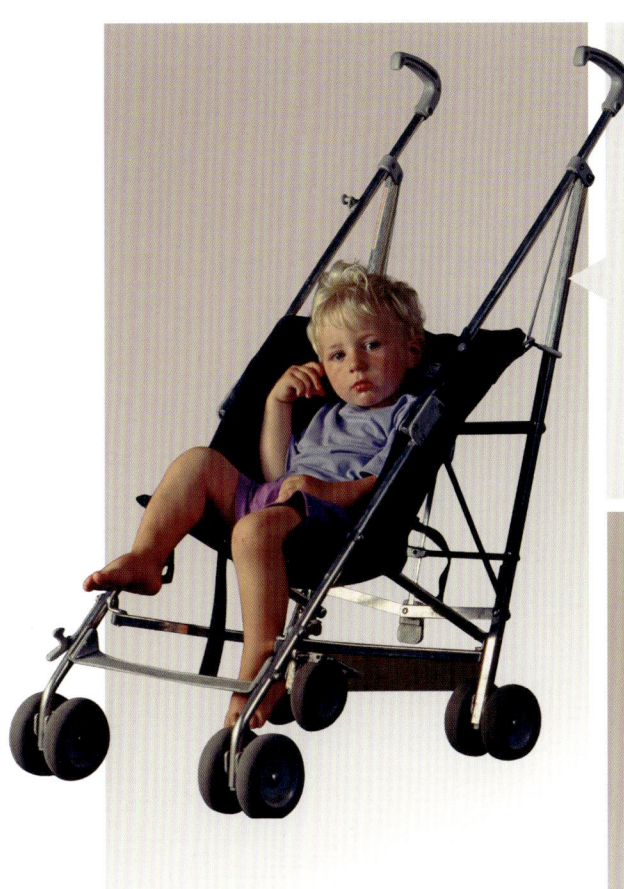
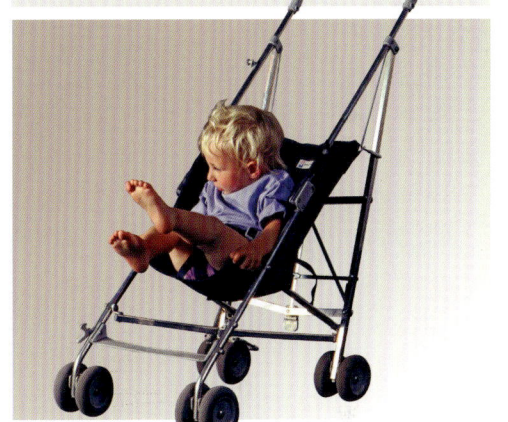

孩子的体态受到影响，不只是因为他们在学校长时间地坐着，许多儿童汽车座椅和婴儿车也都容易导致驼背，因为这些座椅都是向后倾的。这为以后不良体态的形成种下隐患。这个男孩的姿势肌没有被用到，因为他被婴儿车的椅背支撑着。他的头部不在脊柱的正上方，他的脊柱也不在盆骨的正上方——他的身体完全扭曲了。

常常能看到，孩子努力挣扎着要摆脱婴儿车导致的不舒服的体态。家长们可能往往将其误解为淘气行为，但是通常，孩子只是试图恢复自然姿态。

情感压力

在一个孩子的成长过程中，大部分时候被"必须""不得不""不能""应该"和"应当"包围。这会导致孩子们逐渐失去率真。第一天上学，许多孩子都会尖叫、大吼、乱发脾气。甚至最疼爱孩子的家长们也会把孩子留在校门前哭泣，即便这可能有违于他们的自然感情和父母天性，因为他们相信这种训导是"为孩子好"。我们要明白，对于孩子而言，这是一个非常痛苦的时刻，因为这可能是他们第一次感到被自己的父母抛弃和背叛了。虽然家长们可以选择在家单独授课，但是绝大部分孩子都会去上学。这意味着，大部分孩子不得不第一次学着在一个完全陌生的环境中应对离开父母的状况。

确实，几周以后孩子们就"安稳了"，但实际情况是，他们在学着遵循学校的生活秩序。不可避免地，学校鼓励我们以适应社会中其他人的方式来行动——这是教育过程的一部分。然而，我们一定要记住一点，孩子们一开始可能会发现他们很难适应新环境，甚至可能觉得他们的自由被剥夺了。

当我的女儿四岁半时，第一天我带她去上学，她突然问我，"爸爸，我需要上多久的学啊？"，我回答道，"今天下午四点就结束了。"令我诧异的是，她接下来说，"不，不，我是说我必须上多少年学？"就在那时，我意识到有些孩子认为上学是他们无法逃避、不得不做的事情，对于小小年纪的他们而言，这一定是特别令人望而生畏的前景！

在我们早年的大部分时间里，我们有些人会觉得自己好像被困在一种令人困惑、备受羞辱，有时甚至充满敌意的环境中——尤其对五岁的孩子而言。我们不得不很快地学会保护自己，以免受到老师的惩罚和其他同学的嘲笑与欺负。（就像我认识的许多其他人一样，我记得，当我回答错了一个题时，我被老师嘲笑了，只不过因为我一开始就听错了问题！）结果，许多孩子变得越来越内向，总以为自己做错了什么，而这会在日后的生活中引起许多情绪问题。

同样地，英国校长迈克尔·苏利文（Michael Sullivan）在《泰晤士报教育增刊》（*Times Educational Supplement*）（1985年10月18日）的一篇文章中写道：

> "自信的发展意味着要减少恐惧、压力、不确定性、困惑和失败——而这些正是我们太多人在管理自己负责的学生时熟练使用的手段。孩子们惧怕言语辱骂、身体虐待和嘲讽。孩子们备受考试和测验的折磨，总是面临不可避免的个人羞辱。"

这些话从一个从事教育工作多年的人的口中说出，分量很重，但是，这些我们已经知道的事情，几乎不需要有人来告知。我们许多人都忍受过这些创伤（有些人可能还记得个别的事件），但是通常我们会屏蔽这些记忆，因为我们不愿去想它们——但是我们的肌肉无意识中还记得它们。我们在成长过程中的至为重要的那些年里习得的保护机制，会通过肌肉紧张显现出来：我们含着胸或者耸起肩膀，我们的背弓着，我们的腰弯得越来越明显。这些肌肉紧张最终会影响身体其他部分的挺直，常会成为将来健康不佳的起因。它们会影响我们生活的各个层面，除非我们愿意将它们从身体中释放。儿童心理学家常常能通过肢体动作来发现有情绪障碍的孩子们，他们通常采取一种自我保护的姿态。

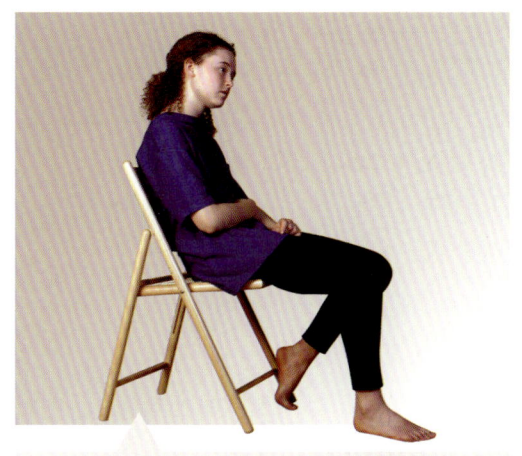
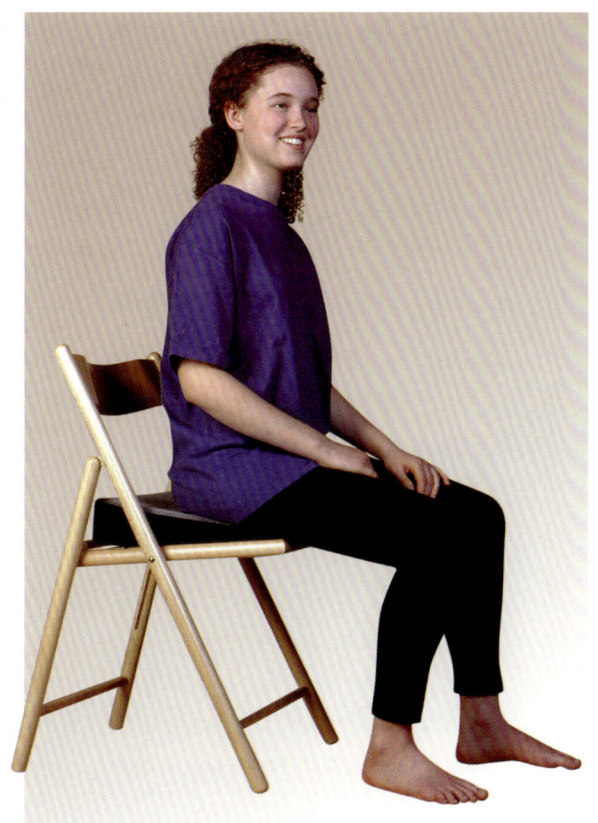

甚至到15岁时,这位少女的弓背体态还会成为她常用的坐姿。长时间趴在课桌上导致肌肉缩短,扭曲了她自然挺直的体态。如果任由这种情况继续,就会造成整个身体的过度劳损。

在几节亚历山大技巧课后,她的体态明显地改变了——她的脊柱更直,现在能够起到支撑的作用了。女孩不再觉得她必须用椅背来支撑了。

心理压力

大多数国家的教育体系,目的在于让孩子为一系列"目标导向"的考试做好准备。教育鼓励孩子通过一些难度越来越大的考试,以获得高等学府的入学资格,从而将他们自身的潜力最大化,并且,让他们更有希望找到一份薪水丰厚而又满意的工作。他们挣得的报酬,能帮助他们拥有掌控自己人生的自由。

唯一的问题是,许多人最后做了自己不喜欢的工作,还要工作很长的时间。他们留给自己做真正想做的事的时间就很少了。由于这种不满,他们期望获得晋升和加薪,以达到满足。在他们不断追求更多的过程中,他们发现自己陷入了一个循环,工作时间越来越长但满意度越来越低。他们总是在寻找属于未来的幸福,而丧失了当下的幸福。

生活质量不断下降的一个首要原因,就是持续的压力。它迫使你在紧张的状况下完成任务,不论是在学校还是在日后的工作中。人们常常感到生活中少了些什么,但是由于大多数人都有着相似的处境,我们不确定该转向哪里才能获得更多的快乐。

结果我们往往越来越努力，而这与我们真正应该做的截然相反。学生时期，我拿回家的每一份成绩单上几乎都写着"他应当更加努力"，或者"可以再努力一点"。许多人长大之后仍然对此深信不疑。然而，他们越努力，就距离他们所渴望的安宁与满足越远。最终，由于精神上的压力太大，我们能体验到的幸福时刻变得越来越少。生活原本充满着可能；我们只要停下足够长的时间来品味当下就好，而不必期望事情在未来有所改观。

年幼的孩子都有着与生俱来的自信。要保持孩子的这种自信，环境中不应有压力、混乱，以及不确定性。尤其不能有的，是对失败的恐惧。不幸的是，许多家长和老师为了控制孩子，恰恰将这些强加给了他们。这并不是谁的过错：这通常是成年人所知的对待孩子的唯一方式，也往往是他们自己小时候被对待的方式。我们多久才会对孩子说一次"你很棒"呢？遗憾的是，我们总是太忙以至于没留意这件事。他们大部分的"淘气"行为只是为了得到关注而做的不顾一切的尝试。哪怕父母生气，也比得不到任何关注要好。大多数人在某些时候总会遇到寻求关注的孩子，而你会发现，你本能地试图忽略他们。

我们为什么需要亚历山大技巧

通过练习亚历山大技巧，我们不仅可以消除身体的紧张，也能解除许多心理和情感的枷锁。背负那些枷锁会影响我们的每一个决定和每一次行动。亚历山大技巧教会我们，我们都有做出对自己最优的选择的自由——我们不必以自己习以为常的方式来做出反应。它告诉我们如何更清晰地意识到自己的行动，从而以更适合的方式

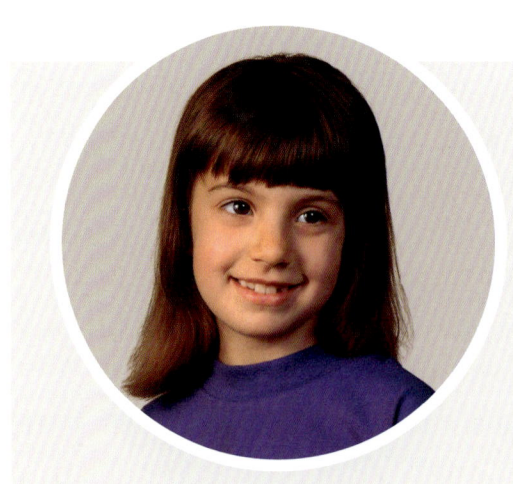

这个孩子的面部表情反映出她内心的宁静——完全享受着当下。这种特质会在日后被快节奏的生活带来的紧张与压力逐渐侵蚀。在工业化水平较低的国家，生活节奏慢得多，这种从面部可见的平静往往在人们的一生中都得以保持。

做出身体和心理的反应。只需慢下来，并花点时间思考我们的行动，我们就能学会如何更好地运用自己的身体，从而避免许多疼痛。其中不少疼痛我们往往以为是年龄的增长带来的。如果我们能够认识并消除紧张，我们就能达到更加放松的身体状态。这也会反映到我们的精神状态上，帮助我们在进行日常活动时变得更加平静愉悦。接下来，这本书将会告诉你如何将亚历山大技巧的原理应用于生活中，以及如何重获我们在孩童时期都曾有过的姿态和天性。

做动作前
请停顿

• • • • • • • • • • • • •

"在转动不息的世界的静止点上，
既无生灵也无精魂；
但是不止也无动。
在这静止点上，只有舞蹈，
不停止也不移动。
可别把它叫作固定不移。
过去和未来就在这里回合。
无去无从，
无升无降。
只有这个点，这个静止点，
这里原不会有舞蹈，
但这里有的只是舞蹈。"

T. S. 艾略特（T. S. Eliot）[①]

[①] 译文参考《情歌·荒原·四重奏》，[英] T. S. 艾略特著，汤永宽译，上海译文出版社，1994年3月。——译者注

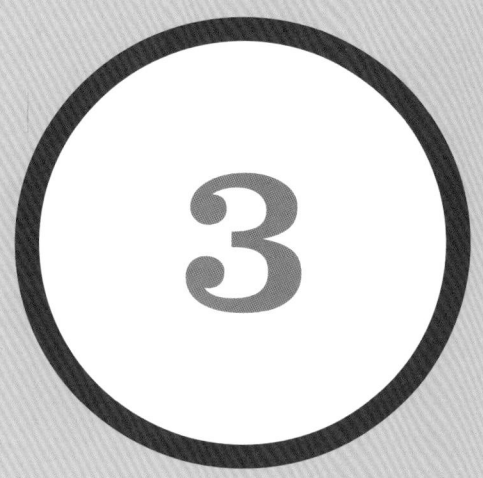

　　抑制——在做动作前停顿——是亚历山大技巧最基本的原理之一。在我们能够改变自己习惯性的运动方式之前，我们首先要暂停一下，然后有意识地选择一种不同的运动方式。亚历山大观察到在儿童中，正如在动物中一样，这个抑制的过程是本能的。孩子会自然而然地蹲下来捡东西，而不是弯下腰来捡。但是，随着年龄渐长，我们开始失去这种能力，而以更加不健康、不恰当的方式来做动作。学会抑制是亚历山大技巧的一个至关重要的方面。没有抑制，我们就不可能改变自己的任何一个习惯——即使我们已经意识到它们。

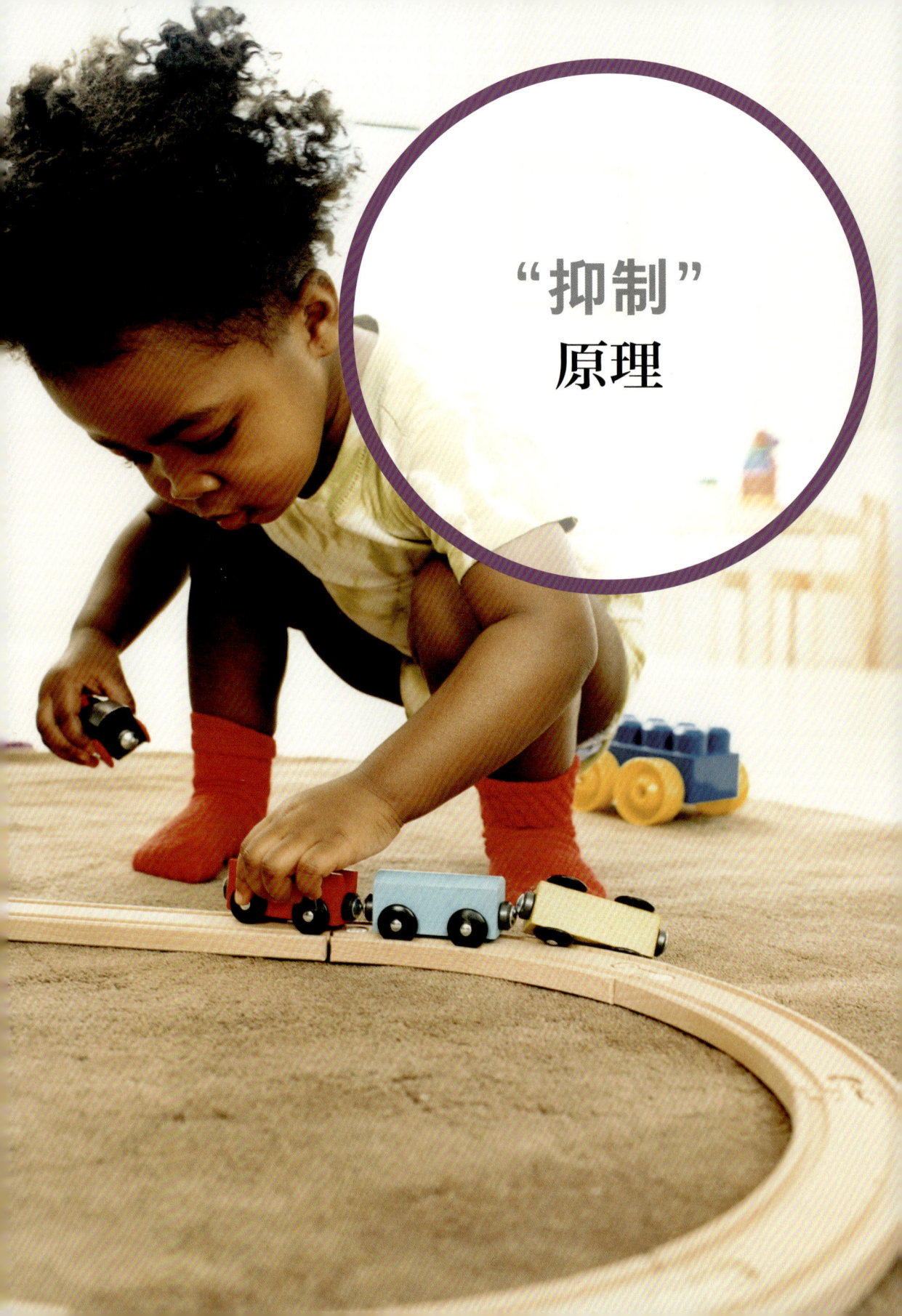

"抑制"原理

抑制，是技巧的一个关键部分，它只不过是当我们在对特定情形做出本能反应前，先要稍做停顿。许多人将抑制与压抑情绪或无法自然流露情感联系在一起，但这主要是因为著名心理学家西格蒙德·弗洛伊德（Sigmund Freud）在消极的语境中使用了这个术语。实际上词典对抑制的定义是这样的：**对源于本能的直接表达的限制**。

如果这种限制来源于过去的经验导致的无意识的恐惧，那么可以认为它有负面意义。但是，如果"抑制"这种心智活动是有意识地、出于特定的理由完成的，那么其结果会对我们行为举止有很大的益处，我们也能够通过在生活中积极地选择做什么与不做什么，而获得更大的掌控力。对于练习亚历山大技巧的人而言，"抑制"有一个非常明确的目的：它帮助我们不再以过去习惯的方式做出反应，这样我们真正的天性行为才能出现。通过延迟我们在一生中形成的瞬时、习惯性的反应，这一切能够得以实现。

两百年前的生活要简单得多，然而如今，每天都有无数刺激轰炸着我们的感官。你可以去任何一个城镇中繁忙的街道上走走，观察一下我们要不断地应付多少视听活动。一般我们会不假思索地做这些事，但之后我们常常感到疲惫，这是因为我们的神经系统承受了过大的压力。休止片刻，能让我们更加有意识地行动，并且，很可能是以一种更得体的方式，而不是无意识地做出反应，导致不必要的肌肉紧张产生。

我们为什么需要抑制？

抑制有助于防止对初级控制（头、颈、背部的关系）的干扰。如果我们想让自己的身体保持自由状态，让体态保持平衡，那么让头部以平稳的状态位于脊柱上方就至为重要。在压力状况下，我们的"恐惧反射"被触发：这导致我们耸肩，仰头，头部下压在我们的脊柱上。如果我们在工作、上学或在家中时持续处于压力下，初级控制就会一直被干扰，最终，这种颈部肌肉紧张成了习惯，即便我们没有压力时也会出现。这种干扰传递到全身的其他肌肉部位，使其失衡、失调，也常常造成过

> ……如果"抑制"这种心智活动是有意识地、出于特定的理由完成的，那么其结果会对我们行为举止有很大的益处，我们也能够通过在生活中积极地选择做什么与不做什么，而获得更大的掌控力。

度的肌肉紧张，导致身体过早劳损。

抑制不仅仅在走路或弯腰时有帮助，在其他情形，如争吵中产生情绪化的反应时也有用处。如果我们能够停一下，冷静地传达我们的观点，那么我们更有可能得到我们想要的结果。这种停顿的方法不仅在个人层面，也在全球层面对改变我们的生活方式会大有助益。

天生的抑制

对动物而言，抑制是出于本能的。只要观察一只家猫几分钟，你就会发现它做许多动作之前都会停顿。对猫而言，行动越重要它会等得越久，从而能够精准地把握时机，并且通过这样做，它能以惊人的准确性判断出跳跃的距离（参见对页）。

在观察了自然栖息地中的动物之后，亚历山大写道："跟踪猎物的野猫抑制住过早跃起的欲望，并有意识地控制了自己即刻满足天生食欲的急切之情。"抑制有时被错误地解读为缓慢地行动，但是如果再观察一下猫科动物，我们就会发现，虽然本能的抑制普遍存在，但它们通常为地球上最快的生物所有。

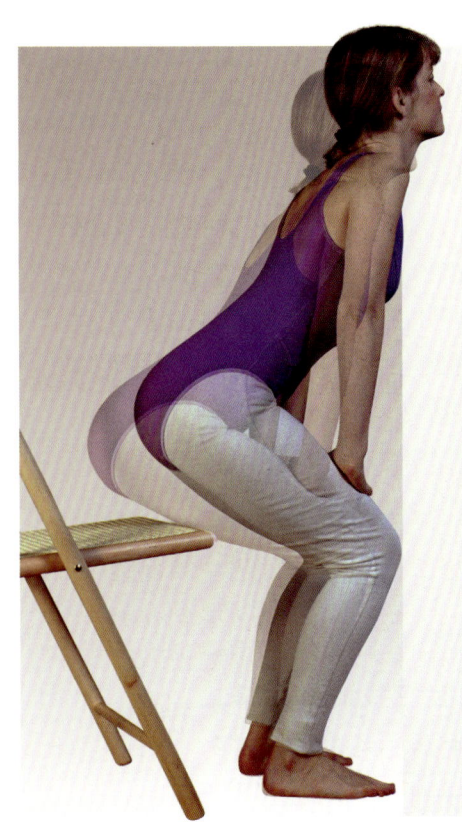

以这种方式从椅子上站起，得花费远远多于实际需要的力气。在身体离开椅子之前，头部就往后缩，导致整个脊柱变短。结果，椎间盘受到挤压，长期下来可能造成椎间盘突出的问题。这位女士也准备按住大腿来支撑自己起身，这使腿部肌肉工作的强度超出了正常所需。

在整个动作中背部都弓着，这是背部肌肉过度紧张导致的。如果这些肌肉一直过度紧张（情况往往如此），结果就是椎间盘损伤。你还会发现自己颈部有疼痛感，这是频繁压缩颈椎骨所带来的慢性劳损导致的结果。

你可以看到当头往后缩时，肩部是如何耸起，颈部肌肉又是如何变得紧张。我们受到惊吓时也会有同样的反应，这是"恐惧反射"运转所形成的举止习惯。

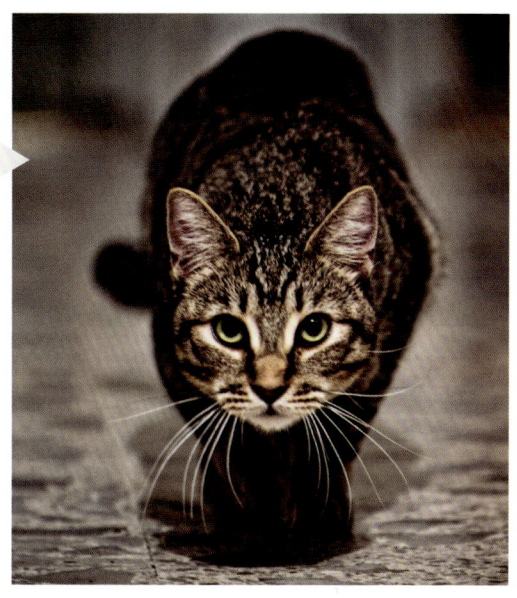

当猫跟踪猎物时，经常在行动前停顿（抑制），以等待跃出的恰当时机。这种抑制行为让猫能最大概率地捕食猎物。抑制并非是缓慢地行动——毕竟，猫是世界上速度最快的动物之一。

小孩子也会抑制自己的许多动作，他们不害怕对强加于他们的许多要求说"不"——事实上，这常常是他们最喜欢用的词。你会经常看见他们刻意地在回答问题或者进行活动之前停顿。这种天生的抑制能力随着我们长大往往会逐渐消失。

尚未充分工业化的社会中的成年人也是如此——我们通常会觉得非洲女性用头搬水的姿势很好，因为她们走起路来优雅自若。但是，如果你注意到她们走路的方式，你还会发现她们从不着急，她们没有西方社会中许多人拥有的那种时间观念。事实上，他们当中甚至没几个人有手表。相比之下，在工业化的社会中，人们往往行事匆匆而不考虑后果，频频犯下原本可以避免的错误。当排队或开车时，如果排在我们前面的人看起来不急不忙，我们甚至会变得烦躁起来。我们常常是如此彻底的"目标取向"，以至于我们很少反思一下自己行动的方式。只要能做成事，我们甚至不明白为什么有必要留意自己的行动。

有意识的抑制

除非我们学会在行动前停顿，让我们的思绪远离过去和未来事情的纷扰，以使我们专注于当下的生活方式，否则，我们无法避免日后生活中困扰我们的许多健康问题。在无数的例子中，若非遭受极度的痛苦，人们甚至不会花一分钟去想想自己做动作的方式。我们的身体是我们最珍贵的财富，但我们很多人照看自己的汽车都远比照顾自己的身体用心。如果我们希望身体良好地运转，在以后的生活中免遭病痛，那么，我们必须学会照顾自己的身体。

在雅各布·布罗诺夫斯基博士（Dr Jacob Bronowski）的畅销书《人之上升》（*The Ascent of Man*）中，他写道："我们是自然的特殊试验，拿来证明理智比反射更

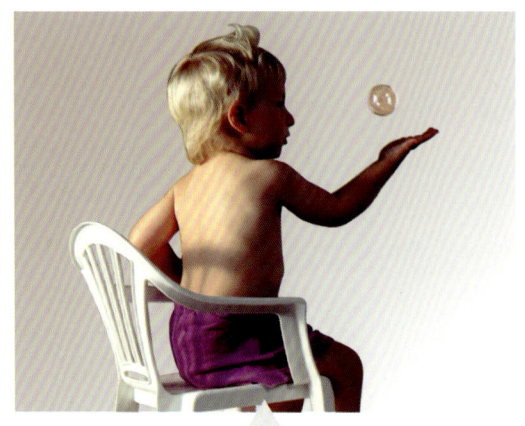
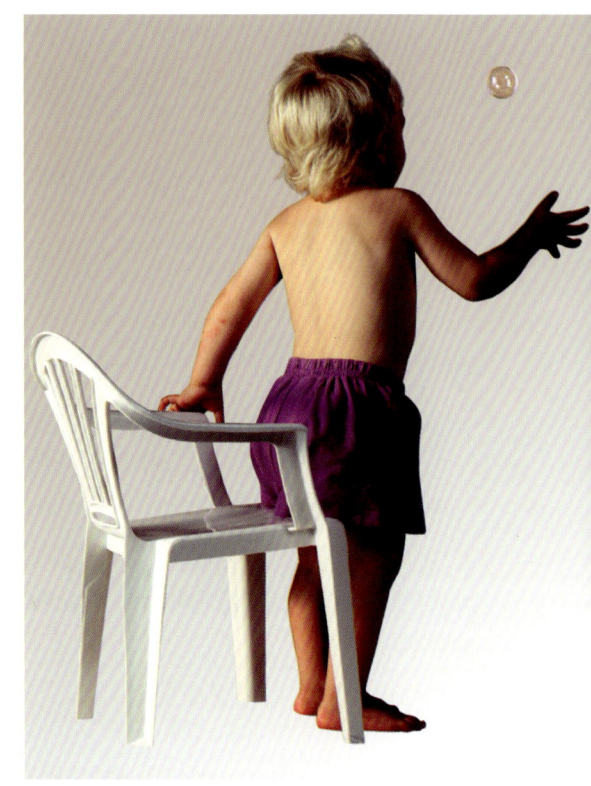

这个孩子停下来等待泡泡落到他手中，在这个过程中，他天生的抑制能力显露无遗。他完全静止，只注意到那一刻发生的事情。

当泡泡从手中飘走，孩子的眼睛跟随着它，他的头自然地移向他感兴趣的物体。随着头部的引导，他身体的其余部分自然跟随过去，显得那样优雅轻松。

为可靠。"他接着说，这个试验的成功或失败取决于我们是否有能力在刺激和反应之间做出延迟。换句话说，除非我们能够学会在行动前有意识地抑制，否则，我们可能会走向自身物种的灭亡。我们已经进化成了远离原始本能的生物，但至今没有借以取代它们的工具。"有意识地抑制"正是这样一种工具。

我发现亚历山大技巧最难的一方面，也是许多人发现付诸实践时最难的一点，就是具备行动之前停顿的能力。他们感到自己很难有时间去思考，因为要在限定时间内完成多项活动，他们常处于压力之下。在行动前停一两秒的想法，在他们看来是一种纯粹的放纵。

随着生活节奏加快，做决定时慢点儿、别着急，实际上变得更重要了。人们很少有足够时间在第一次就能妥善地完成一项工作，但**总是**有足够的时间来回头并纠正错误，难道这不奇怪吗？事实上，只要我们愿意，就能给自己尽可能多的时间。钟表本是一种用来方便生活的工具，但不知何故，我们最终成了时间的奴隶。根据我自己的经验，在现代社会中，每天时间不够用的感觉导致的肌肉紧张比其他任何东西更多。

抑制行为对整个骨骼、呼吸、神经和肌肉系统都有即刻的镇静效果：呼吸变得更缓慢、更深沉；肌肉更放松；神经系统不必应付过度的刺激；骨骼系统得以承受更少的压力。这给我们足够的时间以轻松、自由地做出选择来行动。抑制不是一个静态或被动的过程，它本身就是一种行动，整个神经系统都为它所用。下次当你看到家猫在追逐小鸟、老鼠，甚至一条绳子时先停了下来，注意它的头部虽然一动不动，它的后腿却蓄势待发。亚历山大将抑制视为意志而非压抑。它让我们能够去做我们自己决定想做的事。

抑制对于呼吸也很重要。如果我们反应过快，我们很可能干扰到自己的呼吸模式，变得呼吸短浅，在某些情况下我们甚至可能完全屏住呼吸。当我们在行动前有所停顿时，我们感到自己有更多的时间，我们的呼吸往往更深、更不急促，其自然的循环得以进行。自然呼吸对于身体、情感和心理的健康都是必不可少的。

能够自由选择是把我们与其他动物区分开的主要特征，也许正因为如此也让我们成了"万物之灵"。动物遵从自己的本能，但我们有思考、推理的能力，而且如有必要，我们能在自觉更有益时压制本能。换句话说，如果一只猫被狗追赶，它可能会横穿马路逃跑，而在它拼命躲避捕食者时被杀死。它本能地去逃离眼下的危险。反之，人能够停下来，选择最好的行动方案，即使这意味着会违背我们的基本天性。

如果我们选择的自由受到另一个国家的威胁，我们会冒着生命危险不顾一切去维护自由选择的权利，因为这对我们而言无比重要。但是，我们许多人做任何事都仅仅出于习惯，很少考虑我们的举止或思考的方式，很少行使我们的自由选择权。许多人认为亚历山大技巧是关于如何用特定的方式来做特定的动作的——有的做法正确，有的做法错误。其实绝非如此，因为它比这要深刻得多：它触及了人类存在的核心，以及人类演化和人类未来这整个问题的中心。要以怎样的方式对待你自己和你身处的环境，亚历山大技巧给你提供了一个选择。亚历山大自己曾这样阐释他的技巧，如下所示：

> "归结起来，它便是抑制对所受刺激的特定反应。但是没有人会这么看。他们会把它看作是坐到椅子上和从椅子上站起的正确方式。它绝非如此。它的本质存在于一个学生决定自己同意或不同意做什么之中。"

没有抑制就不会有改变，不然我们总是会败给习惯。如果我们一直做自己习惯的事情，显然，我们总是会得到相同的结果。通常，人们倾向于害怕未知因而拒绝生命中的任何改变——我常常发现，虽然来找我的人由于一些身体或情感上的痛

抑制的益处

在行动前有所抑制,这样做益处巨大,它能够改变你的生活方式。最终,你会感觉到你更能掌控自己的生活了,这自然会导向一种更为快乐、知足的生活。抑制有益于你的方式如下:

- 它给你更多的时间来思考最合适的行动方式。
- 它帮助你预防肌肉过度紧张,让你的自然反射得以轻松地协调和平衡你的身体。
- 它让你有时间来意识到你可能正给自己身体的某些部位施加的压力。
- 它帮助你更清楚地意识到自己的习惯,如果你想要的话,它也能帮你改掉它们。
- 它给你一个机会说"不",拒绝承担那些给你过多压力的项目。
- 它给你一个机会,让你在行动之前把握好自己的方向(参见第四章)。
- 它节约你的时间,因为你更少可能犯下需要花费时间纠正的错误。
- 它促进更深沉、更镇静的呼吸。

苦,确实想要改变,但他们仍然希望自己的生活维持原状。长远地看,如果我们想要帮助自己,就需要克服这种恐惧。

一个有趣的想法是,我们的汽车可在几秒内从 0 英里每小时加速到 60 英里每小时,乃至达到超过 100 英里每小时的速度,但我们从不问自己:"我要去哪里?为什么我需要这么快到那里?"我们要经常停下来问问自己:"我生活中真正想要得到的是什么?我是在朝着正确的方向去实现这些目标吗?"这很重要。是时候考虑我们的**行动**了,而不是仅仅关心行动能够实现什么。

随着生活节奏一年年变得越来越疯狂,如果我们想在不断增加的压力——大部分是自己造成的——之下生存下来,暂停和选择的能力就变得更加必要。速度、竞争和结果导向从活动中去除之后,我们从最简单的任务中也能找到最大的快乐。每个人都能在行动前有意识地抑制——所需要的只是决心,以及意识到它对我们的幸福的重要性。

在活动中思考

● ● ● ● ● ● ● ● ● ● ● ● ● ● ●

"人们赞赏山岳的崇高,海水的汹涌,河流的浩荡,海岸的逶迤,星辰的运行,却把自身置于脑后。"

圣·奥古斯丁(Saint Augustine)[①]

[①] 译文参考《忏悔录·卷十》,[古罗马]圣·奥古斯丁著,周士良译,商务印书馆,1997年2月。——译者注

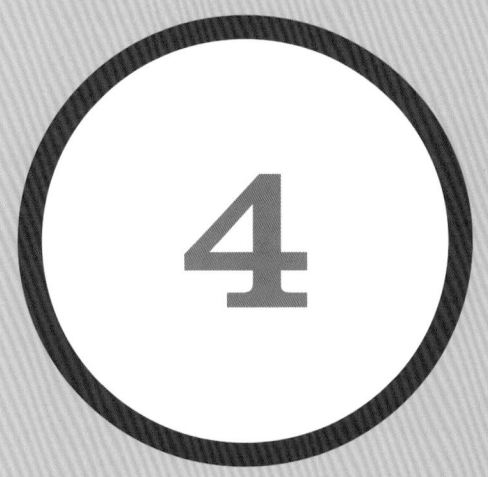

　　心智是一件非常强大的工具，依其被使用的方式，可以对我们的身体好坏与否产生巨大的影响。正如亚历山大发现的，为了做成某事而过度思考和努力，这会在我们的身体中造成不必要的紧张，但是，如果我们学会控制自己的思维，这些有损身体的紧张就可以解除。通过意识到紧张并加以释放，你就能够更加高效地运用自己的身体。亚历山大发明了一种独特的"引导"系统，其中包含了运用心智的力量来解除身体上的紧张。当你在诸如跑步等活动中运用自己的"引导"时，你的身体就会保持在一条直线上，让你轻松自由地运动。

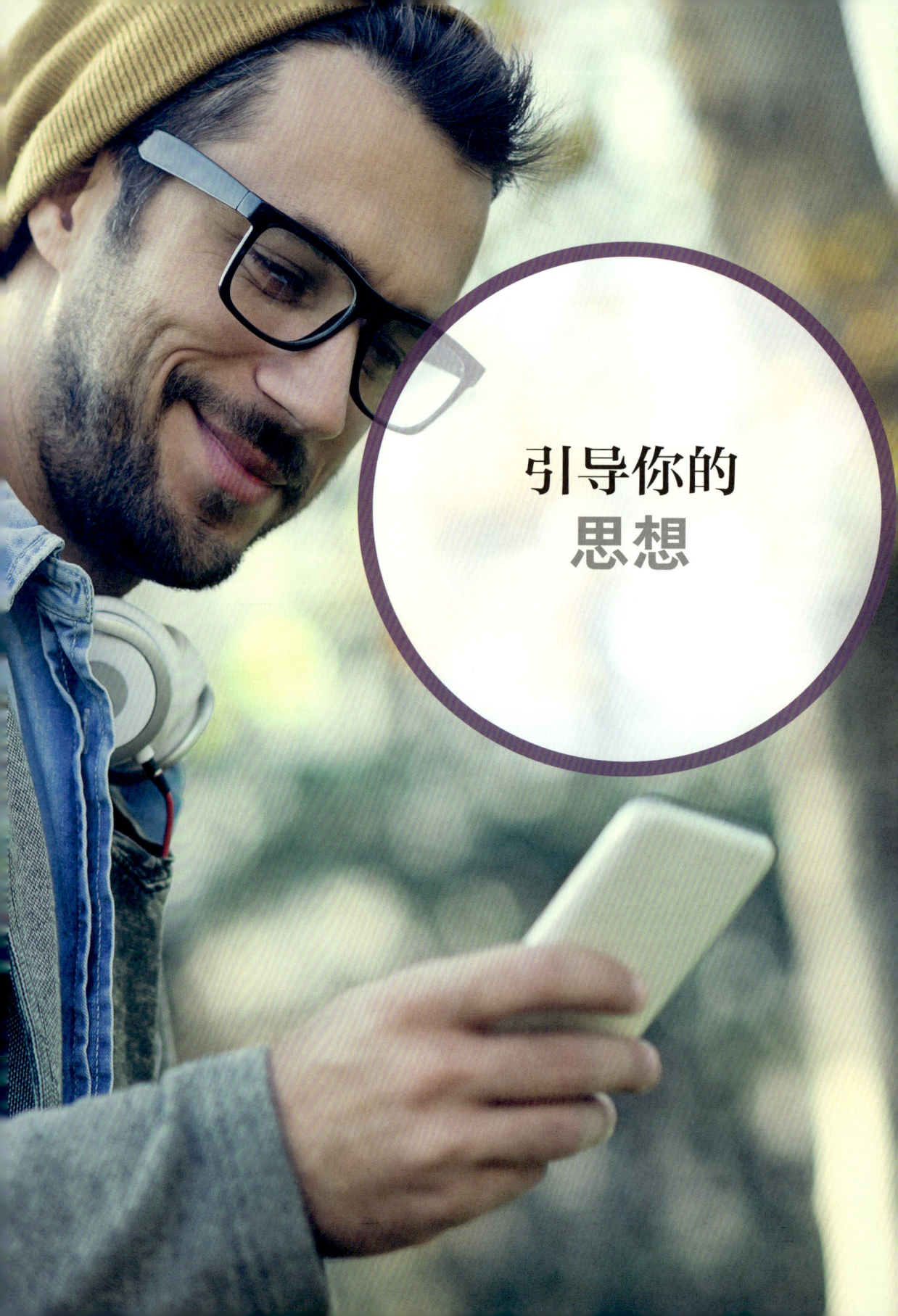

思想极具力量。在很大程度上，我们思考的方式决定了我们生命的轨迹。1974年，在英国的汤顿市（Taunton），一位女性起诉国民医疗保健系统（National Health Service），因为他们给了她错误的医疗信息。她被错误地告知她患有一种无法治愈的癌症，她的体重确实掉了38千克（6英石），她的身体表现出了所有的相关症状。最终，她被一家临终关怀所接收，包括她自己在内的所有人都以为她患了绝症。就在这时，她被告知X光照片被弄混了，事实上她什么病也没有，这样一来，她的健康状况开始迅速改善。这清楚地表明了我们的心智与我们的身体和情绪之间的关联。

如果一个孩子从小所受的教养，是让他相信生活艰难，一切都是挣扎，那么很可能他的生活最终就是这样。同样的，如果一个孩子被告知生活是愉悦的，那么很可能他会经历开心乐观的人生。有句古话说，如果你将半杯水拿给一个乐观主义者和一个悲观主义者，他们会各有不同的反应。乐观主义者会非常感激，急切地拿水来解渴，而悲观主义者会开始抱怨杯子里只有一半的水。

亚历山大发现，他的心智对他的身体有着极大的影响，当他越来越努力地朗诵时，他制造了颈部肌肉的累积性紧张，这影响到他整个身体。

他还发现，他能通过调整自己的身体来解除紧张，他将这个过程称之为"引导"身体。引导是你给自己下的精神指令，以预防你在自己一天所做的任何活动中产生不必要的肌肉紧张。对许多人而言，此处"引导"的用法似乎很奇怪，但是在舞台和表演领域，意识到自己引导自己的方式，并不少见。

给出引导

用亚历山大的话说，给出引导是：**一种过程，它包括将旨意从大脑投射到身体机制，以及传输所需的能量以供这些机制所用。**

紧张会不可避免地导致肌肉收缩；相反，引导则包含了想着身体的不同部位彼此伸展远离，其结果是减轻了不必要的紧张。有了引导，你可以将身体的任何部位从身体其他部位释放出来——这两个部位不一定要直接相连。人们通常认为亚历山大技巧是一种放松的方法，尽管练习者的身体确实变得不那么紧张或僵硬了，但这并不意味着他们任由自己的肢体变得彻底懒散无力。

通过在所有的活动中意识到全身的紧张，并运用抑制和引导这两种工具，我们能够让自己的身体回到自然的均衡状态。这样可使整个肌肉系统协调地运作，而不是像常见的情况那样，迫使肌肉彼此对抗。显然，我们做任何动作都需要有一定的肌张力，亚历山大技巧帮助我们所做的，就是在我们进行活动时运用适当的肌张力。

你的身体的所有机制和反射都是用来帮助你拉长身体的，通过运用引导，你能够改掉那些对此有所阻碍的习惯。当你消除紧张后，你的身体会自然而然伸展拉长。有些人在给自己引导时，易于目的性极强、非常严肃地集中注意力，但是这更有可能导致紧张加剧，达到与他们的意图相反的结果。在我看来，引导是一些点到即止的想法，更像是心愿，而非坚决的或者"目标导向"的想法。在探讨体态时，亚历山大曾说，没有一种所谓正确的姿势，但有一种正确的引导。

引导被分为两个类别：**初级**和**次级**。每一类都有一种不同的功能，取决于你具体想要解除身体哪部分的紧张。

初级引导

大部分不良体态导致的问题都能追溯到过度紧张的颈部肌肉，它们影响了头部与脊柱的联系自由。如果这种自由不存在，那么就不可能保持身体其他部分长久的自由。亚历山大将头、颈和背部的关系称为"初级控制"，还发现它支配着所有身体机制的运行，这样，控制复杂的人体就变得相对简单。

行动的自由要求初级控制可以没有任何限制地运转（有可能，亚历山大只发现了这一点，就是因为他的嗓音问题是颈部肌肉的紧张导致的）。主要引导使初级控制得以回归自由的自然状态，最终影响全身的反射和肌肉紧张。

重要的是以如下顺序给出引导，因为如果前面的引导没有完成，你就得不到满意的结果。换句话说，如果你没有解除颈部的紧张，你就不可能让头部伸向前上方；同样的，如果头部没有伸向前上方，就不可能让脊柱得到拉伸。

想着让你的颈部放松

这条指导的目的是解除你颈部区域可能存在的过度紧张，它们导致了头部向后缩。我们的注意力应放在脊柱的顶部，头骨的底部，这个点在身体后侧的位置远高于前侧。关键是要认识到，颈部的紧张往往难以察觉，因为比起其他身体部位，颈部肌肉中的紧张探测受体更少。同样，即使你进行了这一引导，你也可能意识不到你已经消除了紧张。至关重要的是，在进行这项引导时，你只运用自己的思绪，而不是实际地去移动自己的头部，因为这样只会增加肌肉的紧张。

让你的头部伸向前上方

头部伸向前上方是指相对于你的脊

> **初级引导步骤**
>
> 1. 想着让你的颈部放松。
> 2. 让你的头部伸向前上方。
> 3. 让你的背部伸展拉长。

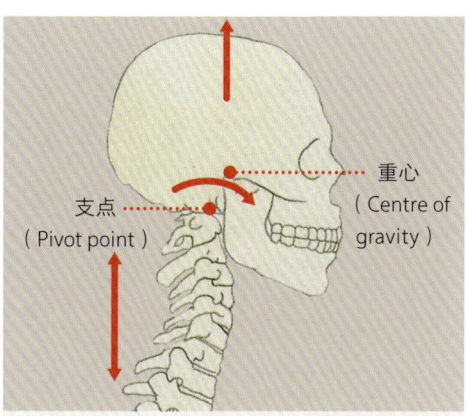

这些箭头示例了初级引导——为了消除身体其他部位的紧张，你需要给自己施加的精神引导。
- **让你的颈部放松。**你需要将自己的思绪导向脊柱顶部的支点，以消除颈部的紧张。
- **让你的头部伸向前上方。**这促使身体以自然应有的方式运转。重要的是，让你的亚历山大技巧老师向你演示如何运用这些引导。
- **让你的背部伸展拉长。**这促使你的脊柱伸长而不是缩短，并使得活动中无需过多的肌肉力量。

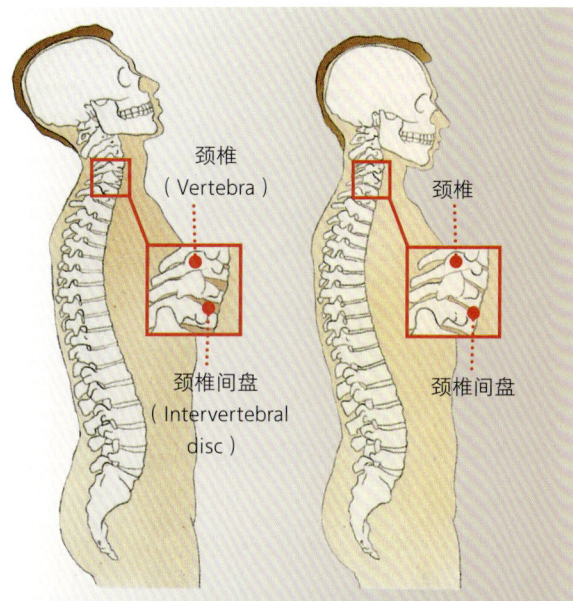

当头部向后缩时，每段颈椎被上下紧压，整个脊柱被缩短。这会挤压椎间盘，如果习惯性地如此，可能导致颈部或脊柱的问题。

当头部位于脊柱顶端时，这使得脊柱伸长。由于肌肉紧张最小化，椎间盘则等距分布。这样很可能就避免了颈部和背部问题。

柱，而不是相对于你所处的环境。我们大部分感官都位于头部，正因为如此，身体的组织方式是让头部引导而躯体跟随。让头部伸向前方有助于产生自然的组织方式，使得各项动作都以最高的效率完成。如果我们只允许头部向前伸，它有可能垂下来，为了抵消这种情况，记得让头部向上伸也很重要。

让你的背部伸展拉长

这项引导会帮助你消除整个身体上部的紧张。伸展这个区域会改善你的呼吸，给所有的内脏器官更多空间，让它们得以更有效地运转。这还会避免脊柱缩短，而脊柱缩短往往导致或加重背部和颈部的疼痛。消除身体上部的紧张还会减轻向下的压力，这种压力可能对臀部、腿部和脚部的活动带来不必要的限制，让站立和行走更加困难。

次级引导

这些是对主要引导的补充，可以用来消除身体局部的紧张，但是不会像初级引导那样影响初级控制的运转。记住，在你运用次级引导之前必须已经运用了初级引导。以下是一些你会觉得最为有用的引导：

- **让你的双肩放松彼此远离**。这会有助于整个上胸部区域的放松，对所有圆肩的人也非常有益。
- **让你的左肩放松远离右臀，右肩放松远离左臂**。对人们而言，用自己正面的肌肉拉低身体十分常见，其原因往往是多年以来俯身趴在学校或办公室的桌前。这项引导会帮助你释放这种习惯造成的紧张。
- **让你的双手伸长远离你的双肩**。这会帮助你消除手臂的紧张，对于有耸肩习惯的人格外有用。
- **想着让你的手部展开手指伸长**。这可以帮助那些在压力之下会无意识地握紧拳头的人。
- **想着不要让你的骨盆向前顶**。这可以预防背部过度后弯，防止形成站立时向后仰的常见习惯。
- **想着不要向后绷紧膝盖**。这对消除腿部的紧张很有效。注意不要过度矫正而在站立时膝盖弯曲。
- **想着你的双脚在地面摊开，脚趾伸长**。这可以消除脚部的紧张，这种紧张往往是常见足部问题的起因。它还会有助于你感到更加平衡。
- **想着你的下颌放松，远离你的耳朵**。这有助于消除很常见的面部肌肉过度紧张。

这只是大量次级引导中的几个，但是，它们都涉及让身体的一个部位放松远离另一个部位。此外，你还可以向某个方向引导你的整个身体，即当头部引领一个动作时，因为身体的自然反射，身体的其余部分会自然地跟向同一个方向。

常见误区

当人们开始给自己引导时，他们容易做错很多事。下面指出几件需要留意的事情：

- 人们倾向于积极地"做出"这些引导，而不是仅仅想一想。这通常会导致肌肉紧张增加而非减少。
- 人们感觉不到发生了什么变化时通常会变得不耐烦，有可能放弃。他们不知道自己的肌肉其实正是在没有有意认知的情况下放松的。
- 引导需要一遍遍地反复练习，直到学习者完全熟悉为止。只有这样，引导才会比学习者的旧习惯更强。举例而言，在学习乐器或者开车时也是完全一样的：你必须花很多很多的时间练习。

肌肉紧张能导致你的骨架扭曲或偏向一边,结果一边或两边的肺可移动的空间更少了。浅呼吸就是其不可避免的结果:它致使废气占据肺部更多空间,因此肺在排出废物时变得更低效。于是,呼吸变得更快,因为身体没能摄入足够其所需要的氧气,就会引起焦虑。如果我们让自己的姿势肌自然地支撑,我们的骨架将是直立的,肺部也有足够的空间良好地运转。

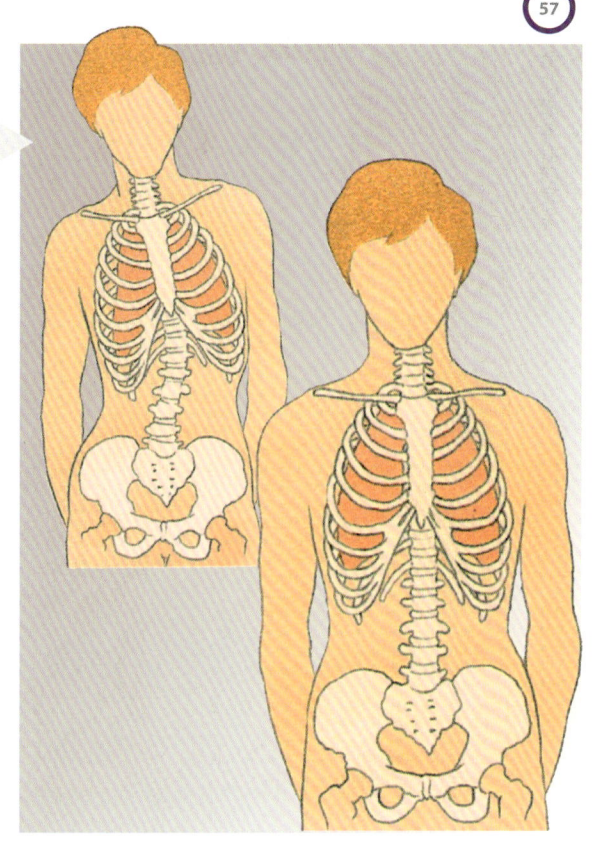

呼吸

生命在于呼吸。呼吸,既是你来到这个世上时所做的第一件事,也是你离开人世时所做的最后一件事。每个人都知道呼吸是人体最基本的需求,没有它我们活不了几分钟,但是我们大多数人很少关注它。事实上,我们呼吸不仅仅是为了生存,我们的健康和一般幸福也有赖于我们呼吸的方式,因此,重新学习如何自然地呼吸至关重要。

如果你观察一个婴儿或者幼童,你会看到其腹部随着每一次呼吸有节奏地起伏,而上胸和肩部仍然处于放松和相对静止的姿态。但是对许多成年人而言情况相反:腹部僵硬,迫使胸腔在吸气时被顶起,在呼气时下降。我发现当人们来上第一节课时,他们的呼吸往往不稳定或者速度太快。他们没有给自己足够的时间来完成一次呼吸,就开始下一次呼吸了。这是他们生活状态的一种直接反映——节奏很快,从没有足够的时间来把每件事都做好。许多人背负的压力导致他们肌肉过度紧张,呼吸受限,

---

轻声说"啊"

经常练习这个技巧,会帮助你注意到有害的呼吸习惯,也会促成更加高效的呼吸系统。它能帮你认识到你能呼吸得有多深,而且一直以来,你只是用到了你的肺活量的多么小的一部分!

- 首先注意你舌头的位置,让它放松同时舌尖轻触下门牙。

- 确保你的嘴唇和面部肌肉没有紧张。你可能会发现这有助于想起好玩有趣的事情。

- 在你吸入下一口气后,通过让下颌下垂张开你的嘴(确保你的头部在此过程中没有向后仰)。

- 轻声说声"啊",直到你自然地呼完这口气。

- 轻轻地闭上你的嘴唇,让空气从鼻子进入,充满你的肺部。

- 重复多次。

还养成了一些习惯，如浅呼吸、快呼吸以及横膈膜和肋骨的微小运动，这不仅对他们的身体机能有害，也危害他们的精神状态和生活质量。

改善你的呼吸，所要做的第一件事很简单，就是意识到你的呼吸而不试图去改变它。密切地关注你呼吸的方式，会促使你更长更深地呼吸，从而改善你的呼吸。与许多人认为的相反，控制我们呼吸的是呼气，因为它会造成肺部的负压，使得下一次吸气自然而不费力气。为了帮助学生重新学会如何自然呼吸，亚历山大制定了名为"轻声说'啊'"的步骤（参见第57页）。

发现和消除紧张

当你进一步熟悉抑制和引导这两个工具后，你会开始对身体中紧张的区域更有意识，而以往你可能从未顾及过。下面是一些日常活动，确切地表明了为什么我们需要"在活动中思考"——以便我们能够意识到自己的习惯，并做出有意识的选择来让自己受益。

站立

即使我们站立不动，我们的身体也在进行着一种不可思议的平衡活动。不用对身体部位做任何思考，身体中的反射就会将我们极不稳定的骨骼、肌肉和内脏结构组织到直立的体态中。每块肌肉中都有活动肌纤维和姿势肌纤维。活动肌纤维用于运动，有意识地被激活，

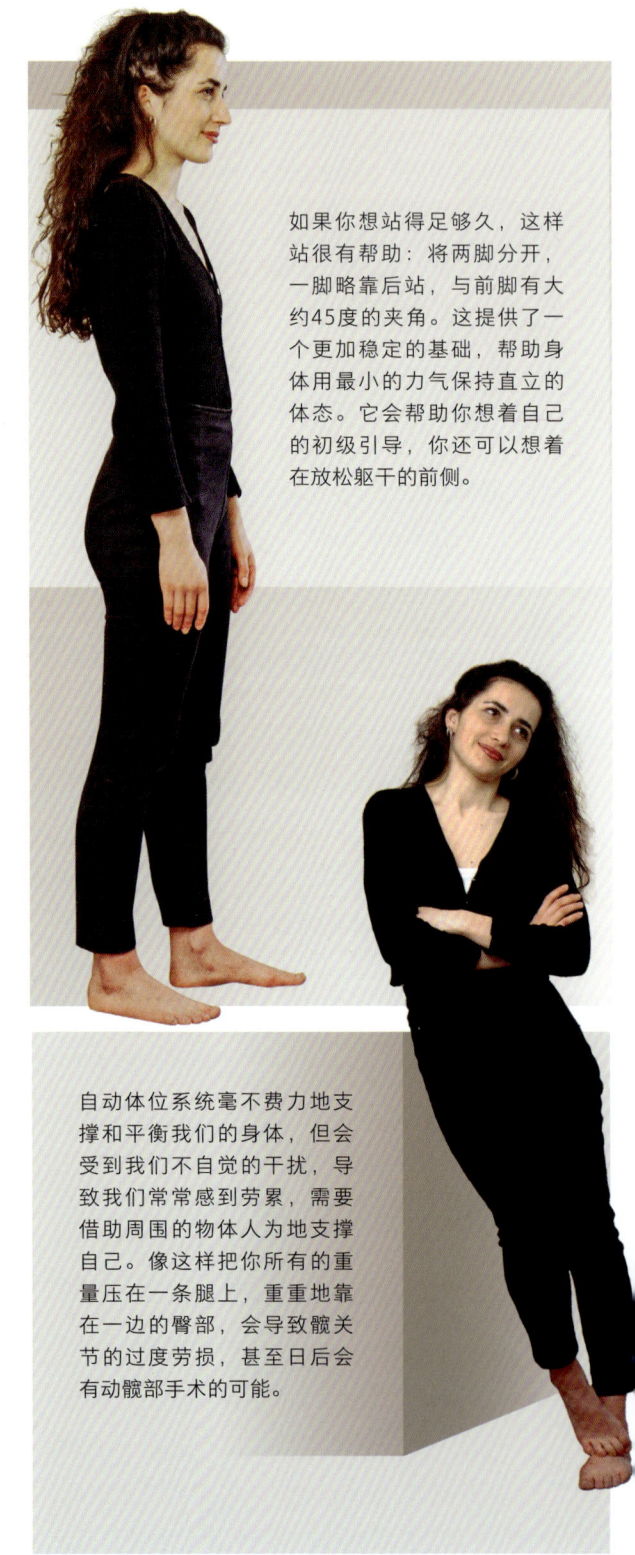

如果你想站得足够久，这样站很有帮助：将两脚分开，一脚略靠后站，与前脚有大约45度的夹角。这提供了一个更加稳定的基础，帮助身体用最小的力气保持直立的体态。它会帮助你想着自己的初级引导，你还可以想着在放松躯干的前侧。

自动体位系统毫不费力地支撑和平衡我们的身体，但会受到我们不自觉的干扰，导致我们常常感到劳累，需要借助周围的物体人为地支撑自己。像这样把你所有的重量压在一条腿上，重重地靠在一边的臀部，会导致髋关节的过度劳损，甚至日后会有动髋部手术的可能。

而姿势肌纤维使你保持直立,通过身体的反射被无意识地激活。

如果你环顾繁忙的街道,你常常会发现人们站立时向后靠或者向前倾,身体的重量落在一边,或者甚至只用一只腿在支撑。其中大多数人完全不知道他们的站姿如此别扭,也不知道他们的这些姿势可能会在日后的生活中导致与体态相关的病症。即使我们"站直"以努力改善我们的体态,我们还是经常拱起自己的背部并向后仰,这会很快带来疲劳感,然后,我们会感到需要外部的支撑(参见对页)。反过来,这往往会造成精神上没有支撑的感觉。运用亚历山大技巧,我们能够重新训练我们的整个肌肉系统,从而让姿势肌自然地支撑我们。通过给出引导,我们可以消除肌肉紧张,使得姿势肌不会太容易疲劳,而能够支持我们保持直立。通常,我们通过运动肌纤维来支撑自己,它们很快会疲惫,并引起许多疼痛。

平衡

站立时,重要的是让身体的重量置于双脚上,所以要确保你的膝盖既没有弯曲也没有向后紧绷。许多人有将背部向后仰,然后让骨盆前倾的习惯——这个姿势是导致站立时背疼的一个最常见的原因。

每只脚的脚掌有三个点和地面接触:

- 脚后跟
- 足跖球
- 小脚趾下方的一点

这些点帮助我们达到完美的平衡。如果我们对此开始有所了解,我们就能将思绪引导到足部,让它们更均匀地在地板上伸展开(参见第60页)。当足部在地面上

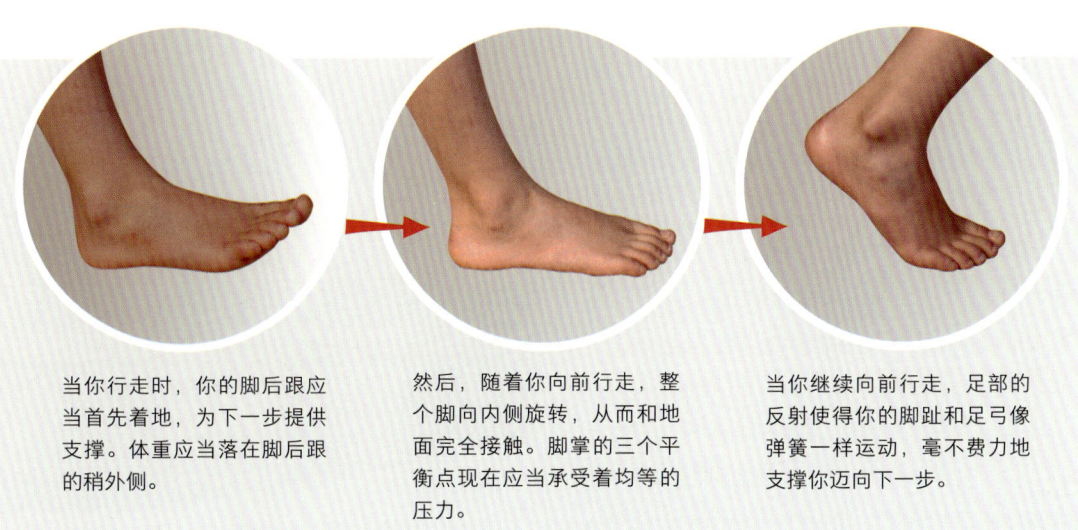

当你行走时,你的脚后跟应当首先着地,为下一步提供支撑。体重应当落在脚后跟的稍外侧。

然后,随着你向前行走,整个脚向内侧旋转,从而和地面完全接触。脚掌的三个平衡点现在应当承受着均等的压力。

当你继续向前行走,足部的反射使得你的脚趾和足弓像弹簧一样运动,毫不费力地支撑你迈向下一步。

更均匀地伸展开时，一个位于脚掌的拉伸反射的反应就被激发。这个反射自动地影响肌纤维，反过来影响你的体态，让你以最小的力气保持直立。所以，仅仅在站立时让体重同等分布于三个平衡点上，你的体态就会自然改善。

坐

我们坐的常规椅子许多都向后倾斜，吸引我们瘫坐进去，导致我们很难保持直立体态从而不让自己的身体

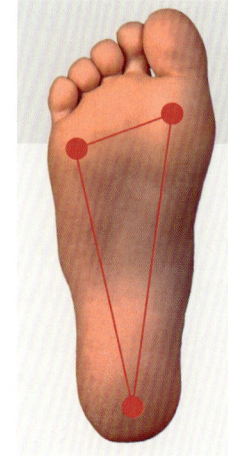

三个点承受均等的重量形成一个三脚架结构，具有最大的稳定性。

当我们站立时，这三个点形成的三脚架结构保持我们身体的稳定，但是，人们常常把更多的重量压在其中一个或两个点上。这导致肌肉系统在试图维持平衡时过度发力，造成过度紧张。

紧张。想想我们有多少时间是坐着的——比如说在车里、用餐时、工作时或者看电视时，我们许多人每天在椅子上坐十到十一个小时，占清醒时刻的比例超过百分之六十。所以尤其重要的是，如果我们想要在以后的人生中避免各种疼痛的发作，那么，我们坐着时不要给自己的肌肉系统施加过多的压力。你要认识到，无论如何，以任一姿势短时间地坐着都不会造成任何不良影响，习惯性地重复相同姿势才是元凶。

甚至，许多学习人体工程学的人也没有认识到，需要被支撑的是骨盆，而非腰椎。事实上，腰弯曲不是脊柱的一个固定特征，通常，当一个儿童或婴儿坐着时，你会发现他们的腰弯曲彻底消失了，背部看起来完全平直（参见第30页）。

如果没有向前倾斜的椅子，你可以买一个楔形的垫子放在普通椅子上。它们相

这是一种常见坐姿，它很容易成为一种习惯，并让人能感觉到"舒服"，但是整个身体是完全扭曲错位的。长此以往，压力被施加于大部分肌肉、关节和内脏器官，还有血液系统上——举例而言，在血流受阻的地方可能会产生"发麻"的感觉。习惯性地重复这种姿势很可能导致大部分身体系统运转效率低下。

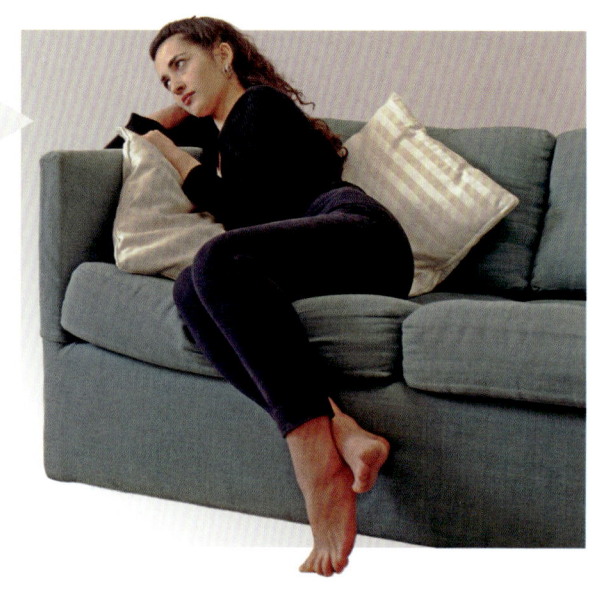

对廉价，可以将任何椅子变成向前倾的一旦你习惯了这种新的坐姿，你就会发现你可以更加轻松、更为舒适地坐得更久。

开车

由于同样的原因，汽车座椅也会导致腰背问题。例如，斗式座椅（在跑车中尤为常见）促使人们采用一种弓背的坐姿，这给骨盆关节施加了巨大的压力。讽刺的是，车里在短途旅行中让你感到舒适无比的腰托，实际上正是长途旅行中严重的腰背部病痛的起因。许多汽车座椅都有内置的腰曲，但是坐着时腰椎是自然变平的。在长途旅行中人为地造成脊柱下部弯曲，就让脊柱承受了巨大的压力。

如果车内头顶空间足够，那么适合增加一个楔形坐垫；如果空间不足，在椅背和椅座的交接处放一块三角形的海绵，就能够为你的骨盆带来所需的支撑，反过来，这也会有助于整个脊柱和头部的平衡。一开始，新的驾驶姿势可能会让你感到不适应，但是一个星期左右你就可以习惯这种新的姿势。你还应确保座椅调整得合适，这样你就不需要费力去够方向盘和踏板了。

开车时的紧张会通过一些方式反映出来，比如握紧方向盘，不规律地换挡，甚至咬紧牙齿。多一点意识就能有助于减少紧张，并确保我们在离开车之后不会继续紧张（参见第 62 页）。

走路

通常，时尚的服装和鞋会限制运动，最终影响协调和平衡。高跟鞋是罪魁祸首之一，如果在数月中长时间地穿着它们，会导致腿后部从上到下的肌肉缩短。这会导致穿着者在赤脚时脚后跟不能着地，因为小腿肌肉严重地过度紧张。这影响到整个身体的平衡，因为三个平衡点都应和地面接触以达到最佳的稳定性。当只有两个点接触时，稳定性只能通过肌肉紧张而非自然的平衡来获得。

紧的西裤、裙子或牛仔裤也会影响步伐的长度，甚至限制我们的呼吸。如果身体上有限制，我们就很难成功地引导自己。

如同在其他活动中一样，走路时身体应有的运动方式是用头部来带动。观察幼儿，你会发现当他们看到自己想要的东西时，他们的眼睛会看向这个东西。由于他们的眼睛位于头部，头部的重量就会开启运动，身体的其余部分只需跟随。我们的思维影响着我们运动的方式——我们许多人走路时会想着过去和未来，却很少专注于眼下这一刻正在发生的事情。实际上，我们大多数人甚至都不看着自己在往哪里走，我们只是听从大脑的指令，而不给自己的感官和反射一次运转的机会。

大多数现代汽车中这种向后倾倒的座椅会促成不良姿态。注意这位驾驶者的下背部向后倾，但上背部向前倾。结果，他的背部从中间弯曲，使自己的后背遭受很大的压力，而其实他应该由髋关节将身体转动朝向方向盘。上述情况，是许多人即使在相对短途的旅行后也会感到背痛和颈部紧张的原因之一。

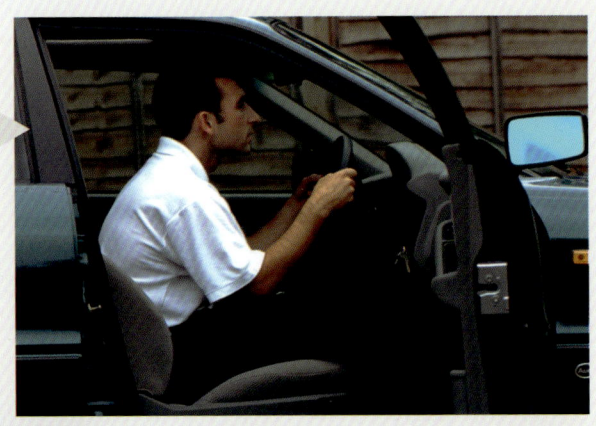

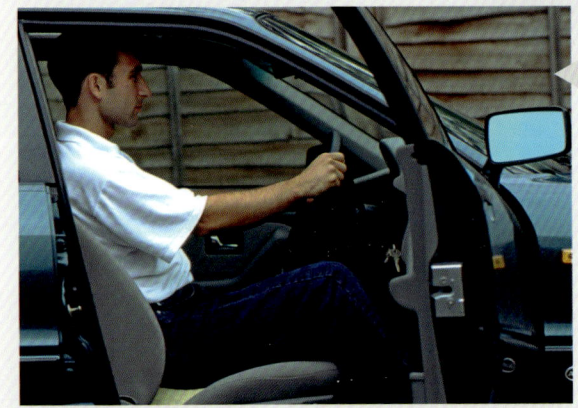

只需使用一个楔形坐垫我们就能极大地改善姿态——骨盆得到了支撑，它会帮助脊柱保持直线。在这种姿势下，身体不会承受过度的压力，反而会让你感到更放松，并且能够应对你在旅途中可能遇到的紧张情况。确保你的座椅完全直立，同时，你要有足够的时间而不必匆忙。试着不要太紧地握住方向盘，时常留意自己的呼吸也很有用。

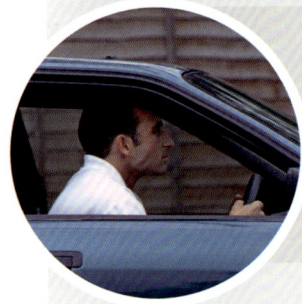

每当我们上班迟到或者要在重要的最后期限前完成工作时，"恐惧反射"就会被激发——头部向后缩到脊柱上，弓起肩膀。你可以看到这位驾驶者还在紧握方向盘，咬紧下颌。如果这种情况发生的次数足够多，这些紧张在我们没有压力时依然会存在。

驾驶中紧张的常见原因

如果你知道紧张是如何产生的，就能更好地准备好应对它：

- 我们不得不同时应对很多不同的刺激。
- 我们必须十分迅速地对这些刺激做出反应。
- 我们的"恐惧反射"被不断激发，因为我们一再被路上的其他驾驶者弄得烦躁不安。
- 我们常常想准时到达某地。

甚至将手以别扭的姿态摆放，也会给手指、腰部和肩部造成不必要的紧张。你会看到驾驶者的手和前臂之间几乎成直角：这让手腕处于巨大的压力之下，会导致手臂肌肉的紧张，如果频繁地采用这种姿势，甚至还会导致手腕关节炎。

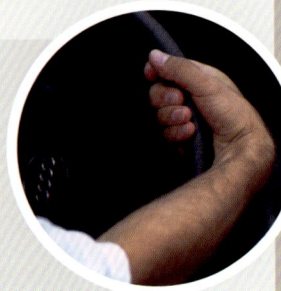

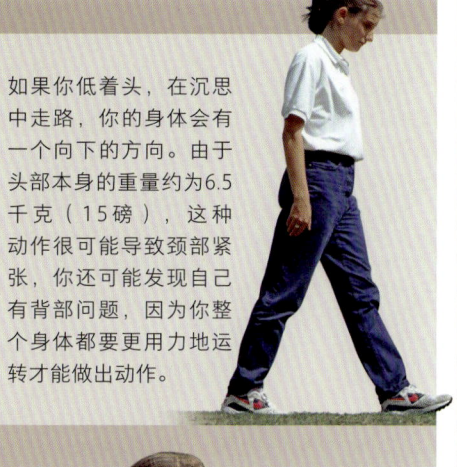

如果你低着头，在沉思中走路，你的身体会有一个向下的方向。由于头部本身的重量约为6.5千克（15磅），这种动作很可能导致颈部紧张，你还可能发现自己有背部问题，因为你整个身体都要更用力地运转才能做出动作。

上身向前运动，和头部在一条直线上

当她轻松地行走时，手臂可以自由灵活地移动

头部引导运动，腿部自然地跟随

因此，当你在走路时，你就能意识到周围的情况，你的头部会平稳地位于脊柱上方，促使你的躯干更加笔直。只需运用初级引导，意识上的改变就会让你觉得走路不再是那么累的体验了。

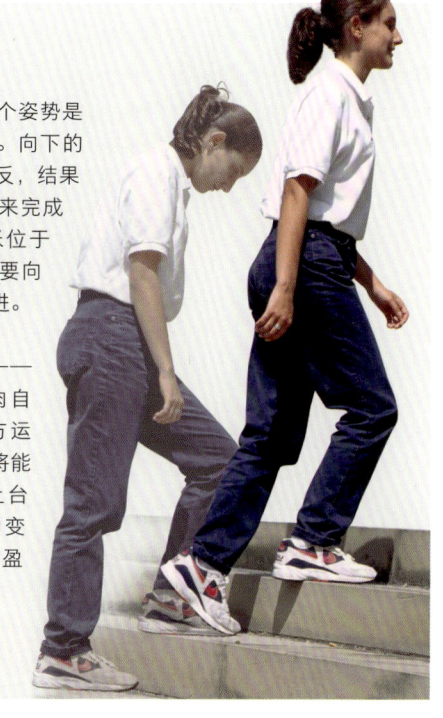

注意在上楼梯时，这个姿势是如何将身体向下压的。向下的压力与运动的方向相反，结果需要更多的肌肉力量来完成动作。最明显的紧张位于腿部肌肉，因为你需要向地面下压反推自己前进。

通过运用你的引导——想着让你的颈部肌肉自由，将头部向前上方运动，伸长脊柱——你将能够更轻松有效地走上台阶。腿部肌肉的压力变得更少，你会感到轻盈了许多。

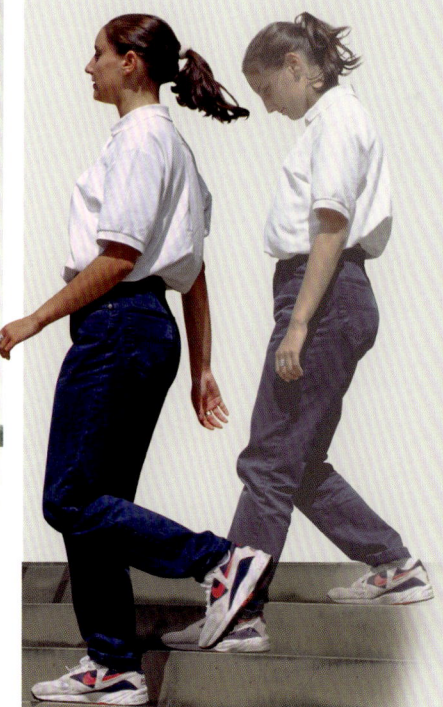

如果你在下楼梯时将头部下垂，由于头部十分沉重，整个肌肉系统都会过度运转，以防止你从台阶上向前摔下去。如果习惯性地这样做，结果将会是身体僵硬甚至患上关节炎。

通过想着伸长你的身体正面，意识到头部应当恰当平衡地位于脊柱上方，走下楼梯自然会更容易。整个动作变得更加平稳而优雅，有些人甚至将这种感觉形容为"云端漫步"。

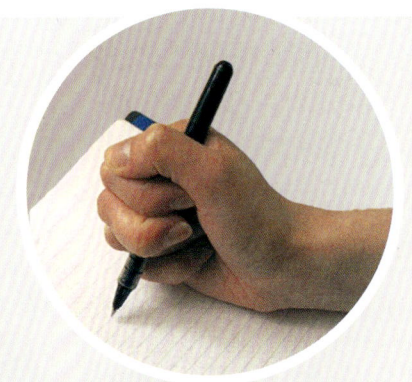

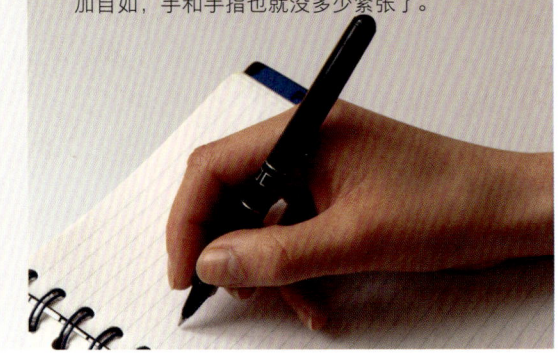

如果你想着用最少的力轻轻地握住钢笔，那么在日后的生活中，你受到劳损困扰，甚至发展为手部和手指关节炎的可能性会更低。你可能还会发现你的书写有所提高。如果你放松颈部，那么你的肩膀、手臂和手腕运动起来会更加自如，手和手指也就没多少紧张了。

你能发现，因为钢笔被握得很紧，这只手充满紧张。这种紧张会存在于肩部和颈部，有可能正是从这些部位来的。这往往是包括书写痉挛在内的手臂和肩部问题的起因，还有可能是重复性劳损的成因。

书写

一些人写字时握笔的方式实在令人诧异！手的位置和书写动作中肌肉紧张的程度都有可能导致肌肉劳损。这些问题大部分源自孩童时期在学校的经历，那时我们经常不得不快速地书写以跟上课程的节奏。引导自己让手腕、手肘和肩膀不受束缚，彼此放松远离，在这里尤为有用，也有助于你在纸上运笔自如，以流畅的动作书写。永远记住第一步要运用你的初级引导——这对于解除身体其他区域的紧张是必需的。

在电脑前工作

你很容易过于投入自己的工作，而几乎或者完全注意不到你在进行工作时给自己施加的压力。这会导致你的身体长时间得非常紧张，尤其当重要的截止期限在即时。在电脑前工作的时候，人们常常会采用特别糟糕的姿势——在键盘前弯腰驼背，盯着前方看屏幕。你需要体会身体正面下至肚脐上至锁骨部分都放松开来，也不要仰头压到脊柱上方（参见对页）。当长时间坐着的时候，重要的是确保你的双脚都在地面上，因为脚部有一些反射会影响你的体态。

阅读

我们许多人常常纹丝不动地进行很长时间的阅读，因此尤为重要的是采用一种坐姿，不让我们的任何一块肌肉承受过大的压力。你可能会蜷曲着坐在沙发上，或

正文下接第 67 页

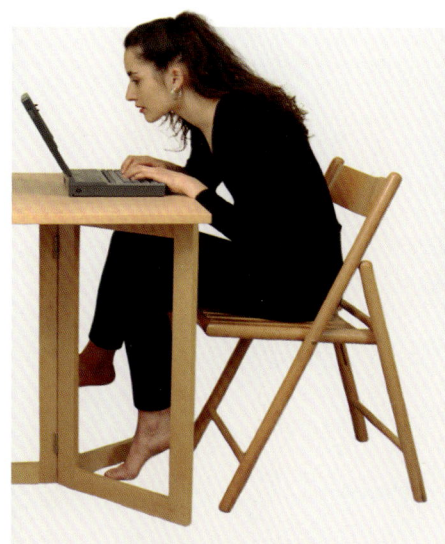

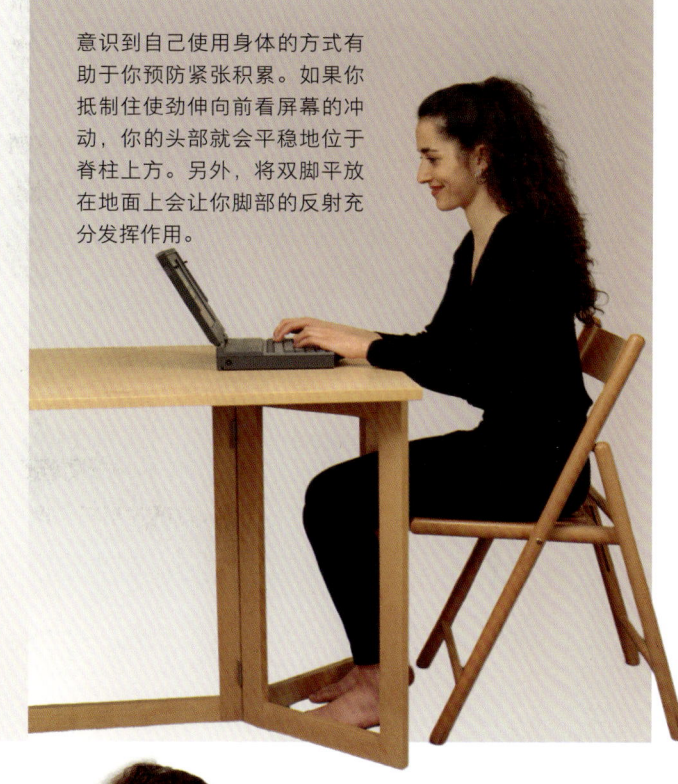

意识到自己使用身体的方式有助于你预防紧张积累。如果你抵制住使劲伸向前看屏幕的冲动,你的头部就会平稳地位于脊柱上方。另外,将双脚平放在地面上会让你脚部的反射充分发挥作用。

过分沉浸于屏幕上的信息会让你完全意识不到自己的姿势。在这张图中,她两腿交叉,导致骨盆旋转。她的右脚脚趾承受着双腿的重量,上背部弓起,头部由于颈部肌肉的紧张而向后仰。

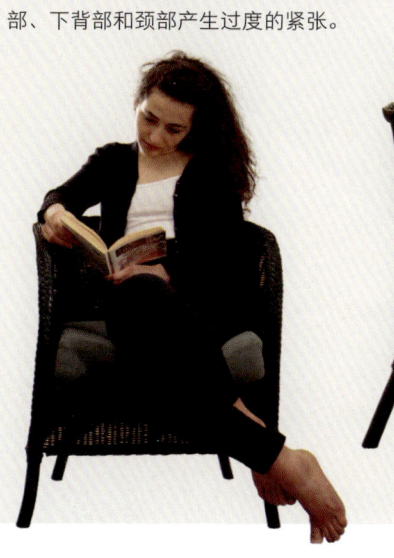

坐下时双腿扭曲,一腿绕在另一腿上方,会导致你的整个身体不能挺直。有些人认为这个姿势是优雅的,但是它却可能在腿部、下背部和颈部产生过度的紧张。

当长时间坐着阅读时,有益的姿势是让你的头部、脊柱和骨盆在一条直线上,从而让它们相互支撑。如果你放置双腿使膝盖位于两脚的正上方,这也会给你腿部带来支撑,有助于缓解下背部肌肉的压力。

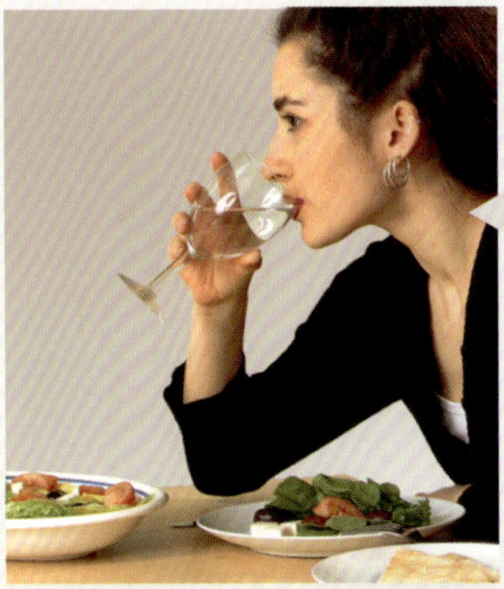

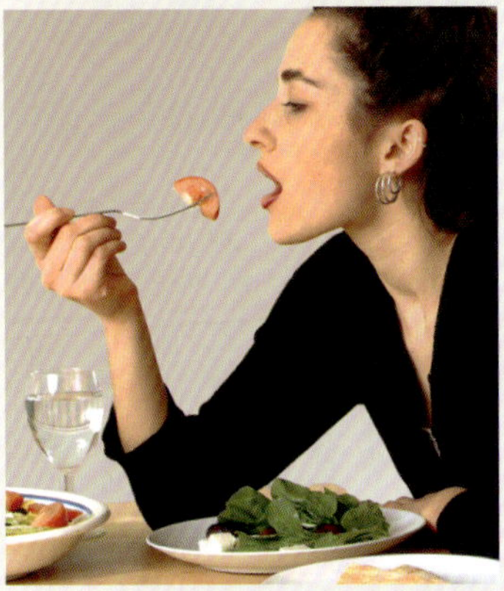

"结果获取型"的态度

总是匆匆忙忙，会让我们形成"结果获取型"的态度。当我们只关心把食物和饮料填进嘴里，然后匆忙奔赴下一个约会时，我们根本不会考虑自己用餐的方式。注意她的头部正在用力向后仰，压到脊柱上，这样会挤压椎间盘，致使整个躯干缩短，并且压迫胃部，其中没有哪一点有益于享受这一餐。

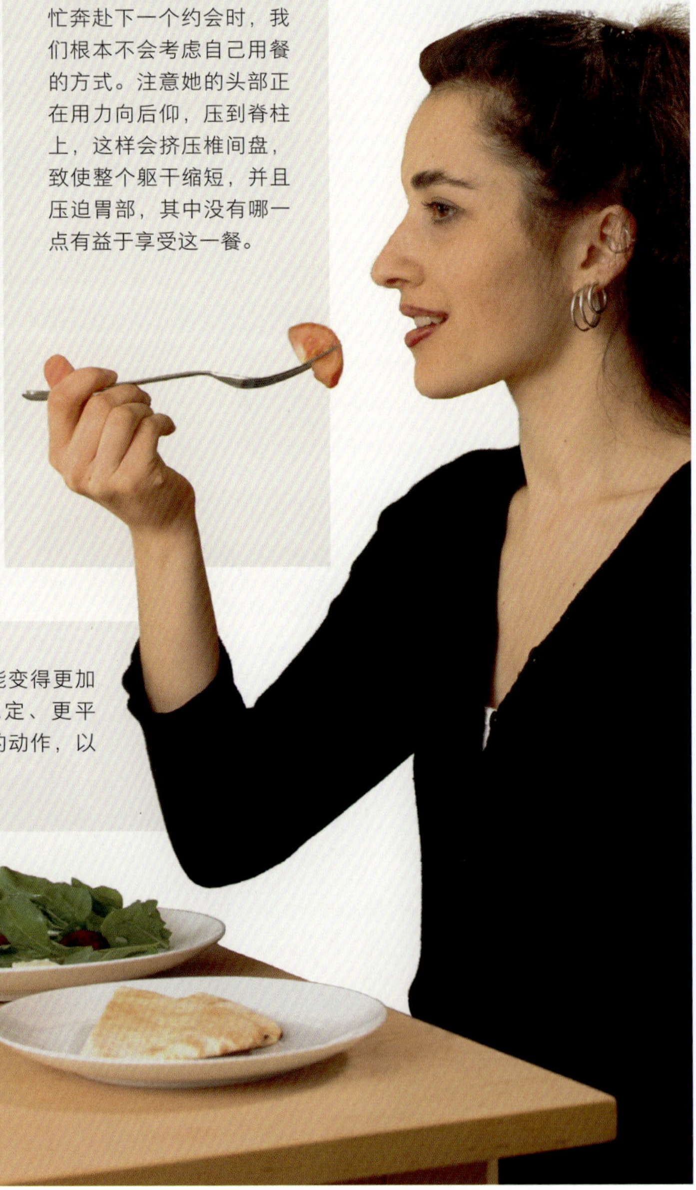

我们只要慢下来，肌肉系统就能变得更加放松。这自然会促使身体更稳定、更平衡，也给我们时间来观察自己的动作，以便我们意识到自己的举止。

者耸起肩膀把书拿得离头部更近。你可能还会发现自己无意间将头偏向一方——接下来你会奇怪为什么自己停止阅读后脖子会痛！如果你想避免各种常见的疼痛，意识到自己是怎么坐的至关重要。如果你在开始阅读之前，花一点点时间考虑下自己的坐姿，那么在结束之后，很可能你会有更少的身体问题。

总体而言，每隔十到十五分钟换一下姿势是有益的，因为即使最佳的姿势在长时间保持后也有可能产生问题。重要的是，要认识到亚历山大技巧无关于"做什么"和"不做什么"，而仅是在任何时刻都意识到身体的举止，以及它是否会导致疼痛，以至于在日后生活中发展成更加严重的问题。

饮食

就连我们饮食的方式也会影响身体的初级控制。我们许多人吃饭时都很匆忙，常常只关心要把食物尽可能快地塞进嘴里！我们往往把头伸向前去够到食物，而不是将食物拿起来放进嘴里，以使我们的头部保持平稳地位于脊柱上方。在吃喝的时候，我们需要运用初级引导，还应保持双脚平放在地面上，以使我们的姿

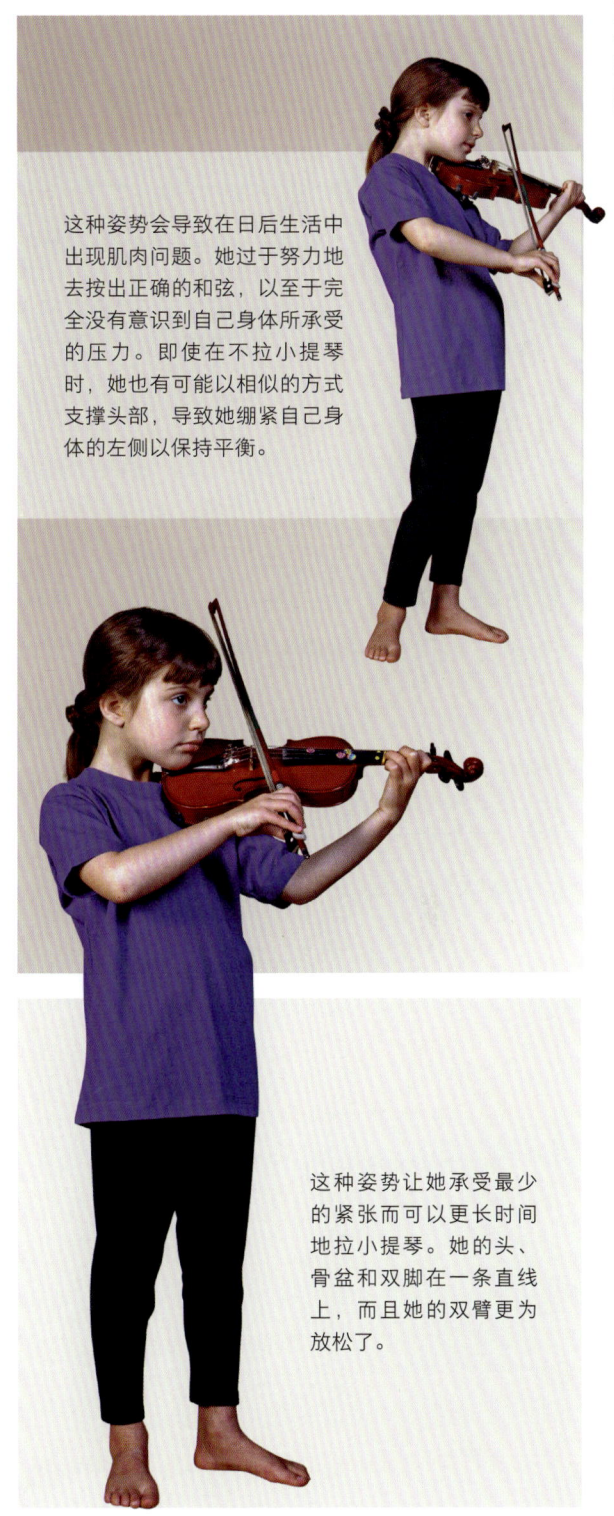

这种姿势会导致在日后生活中出现肌肉问题。她过于努力地去按出正确的和弦，以至于完全没有意识到自己身体所承受的压力。即使在不拉小提琴时，她也有可能以相似的方式支撑头部，导致她绷紧自己身体的左侧以保持平衡。

这种姿势让她承受最少的紧张而可以更长时间地拉小提琴。她的头、骨盆和双脚在一条直线上，而且她的双臂更为放松了。

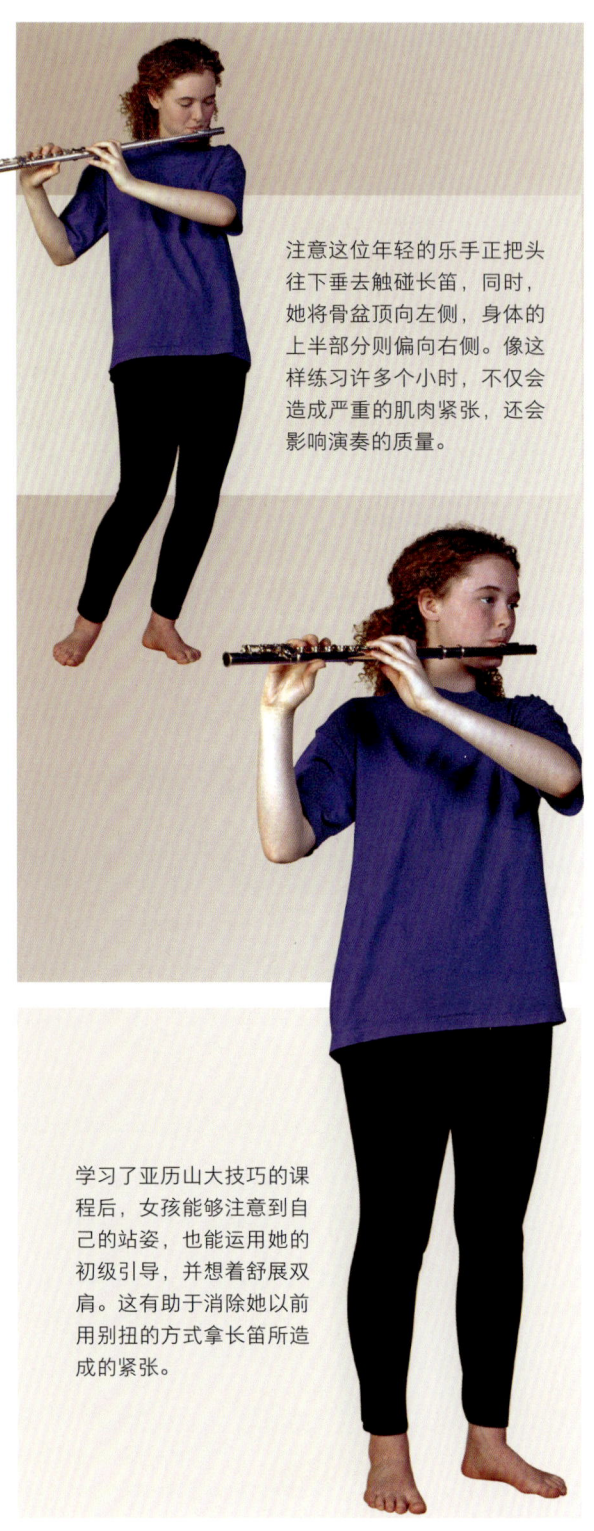

注意这位年轻的乐手正把头往下垂去触碰长笛，同时，她将骨盆顶向左侧，身体的上半部分则偏向右侧。像这样练习许多个小时，不仅会造成严重的肌肉紧张，还会影响演奏的质量。

学习了亚历山大技巧的课程后，女孩能够注意到自己的站姿，也能运用她的初级引导，并想着舒展双肩。这有助于消除她以前用别扭的方式拿长笛所造成的紧张。

势反射得以运转。保持良好的姿势尤为重要，因为这能帮助消化系统正常运转，而驼着背吃饭则会引起消化不良。

演奏乐器

乐手拿乐器的方式可能引起许多问题，比如肩颈部紧张、背痛及坐骨神经痛。专业乐手因为他们演奏时的站姿、坐姿，或者抓握乐器的方式而引起病痛，不得不放弃职业生涯的情况并不少见。在我们为实现目标而努力的过程中，我们常常因为过分努力而失去了成功的能力。从孩子很小时，就应教导他们如何在演奏乐器的时候运用自己的身体，从而让他们在以后的生活中免受那些病痛。一旦运用了初级引导，乐手就能针对自己特定的乐器运用最合适的次级引导，例如，钢琴演奏者可以让自己的双手伸展手指伸长。

每天练习

你可以在你从事的每项活动中都运用亚历山大技巧的原则，虽然，一开始可能很难每次都会意识到自己的动作，但是随着时间的推移，这会变得越来越容易。你的身体会很快习惯于新的行动方式。当你更清楚地意识到你的身体的运动方式时，你会变得更加留意并懂得欣赏周围环境中的一切，你将发现随着你对当下的意识得到提升，你会更加懂得享受生活。

缓解压力和紧张的
第一步

• • • • • • • • • • • • • •

"做自己，
发挥自己所能，
是人生的唯一目的。"

罗伯特·路易斯·史蒂文森
（Robert Louis Stevenson）

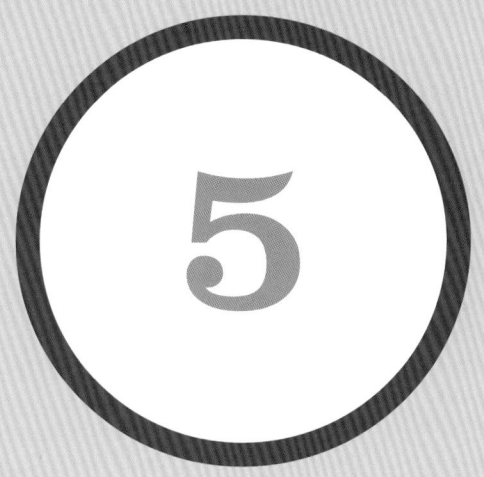

现代生活的快节奏和让人"做"而非"在"的持续刺激会造成有损健康的肌肉紧张，给我们的身体增加压力，迫使我们形成不自然的体态。为了解决这个问题，亚历山大技巧鼓励自我意识，以辨别肌肉的紧张之处，学习如何完全停下并放松。

消除不必要的肌肉紧张的一个最佳途径是躺在地面上。有意识地从地面上起身有助于使你的身体更加挺直，也有助于你维持刚才通过躺下收获的效果。意识到你身体中存在的紧张，是减缓它所要做的最为重要的第一步。

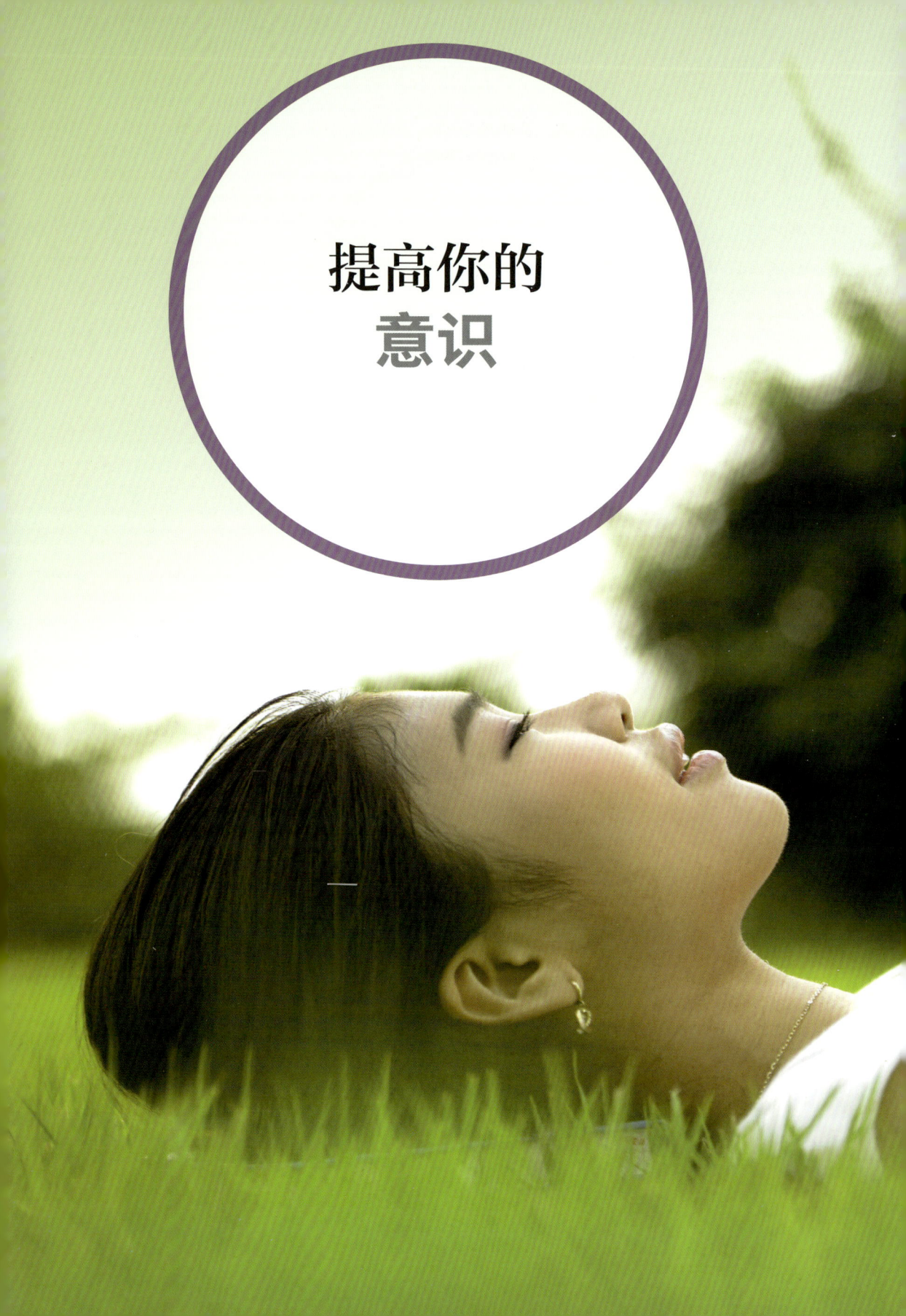

提高你的意识

我在前面提到过，我们的社会生活节奏变得越来越快，随之而来的是持续增加的肌肉紧张，因为我们每天要应付不计其数的刺激。仅仅在六十年以前，人们还生活得更为放松，有更多的时间彼此相处，电视，包括随之而来的林林总总的电视广告还没有对人们的生活产生重大的影响。如今我们总是很少和自己的思想独处，从小时候起我们就被鼓励要取得越来越多的成就，结果我们许多人变成了"人做"而非人类。

释放不必要的紧张的第一步是完全停下来，意识到存在于你的肌肉中的紧张。只有意识到这些紧张，你才能有办法解决它们。自我意识是一个基本工具，它会帮助你根除许多由生活的压力和负担带来的病痛。

自我意识练习

选择一个你可以独处的安静时间。无论是清晨、白天还是晚上都不要紧。花十分钟将注意力集中于你的身体，你可以从脚开始向上进行这个过程。在意识到你的脚部之后，试着释放你的脚趾或脚踝感受到的紧张。根据你的需要，你对身体任何特定部位花费多长的时间都可以。一开始，你可能觉得十分钟就很久了。但是随着时间的推移，你会开始觉得十分钟好像越来越短了。你也许会发现你的思绪游走到了其他的想法中，如果这种情况发生，请不要恼怒，通过重新集中你的注意力将思绪缓缓地带回当下就好。练习做你自己的身体、心理和情感的观察者。

这个练习可以坐着或躺下完成，选用你感到最舒服的方式就好。与你的情感和思绪发生联系也很重要，因为这会毫无例外地影响你体内的压力水平。你可以问自己如下问题：

1. 我感觉怎么样？我感到了快乐、悲伤、喜悦、痛苦、愤怒或者其他情绪吗？ 也许你感觉没什么情绪。不要试图去评判你的感觉——没有所谓的坏情绪，即便我们对自己过去表达出的某些情绪可能有过消极的反应。

2. 我的思绪游走到了哪里？有没有一些担心或忧虑占据着我的思绪？ 如果有，试着在这十分钟的练习中抛开它们。

当你习惯了这第一个练习之后，你可能愿意尝试采用"半仰卧"的姿势躺下。这种躺着的方式已经成了亚历山大技巧的标志性特征。你会经常发现人们用这种姿势练习亚历山大技巧！"仰卧"这个词的意思很简单，就是说身体朝上平躺在

> 释放不必要的紧张的第一步是完全停下来，意识到存在于你的肌肉中的紧张。只有意识到这些紧张，你才能有办法解决它们。

仰面躺下,在头部下方垫几本平装书。这些书确保你的头部受到支撑,使你的颈部肌肉得以放松(你的亚历山大技巧老师会告诉你所需书本的确切高度)。这些书还促使你的头部向前,使整个脊柱伸长。接下来弯曲双腿,让双膝直指天花板,这会让你的下背部放松(不要强迫你的下背部接触地面——这会逐渐地自然发生)。让你的双脚靠近骨盆,但是确保这样做不会使你的肌肉过度紧绷。你的双脚应当均衡地接触地面,这样所有的反射才能充分运转。

将你的双手轻柔地放在肚脐两侧。双手放在这个位置很好,因为这样有助于双肩舒展彼此远离。确保两脚之间有一定的距离,两个膝盖之间也要有足够的距离,以使你的双腿不至于内扣或外翻。

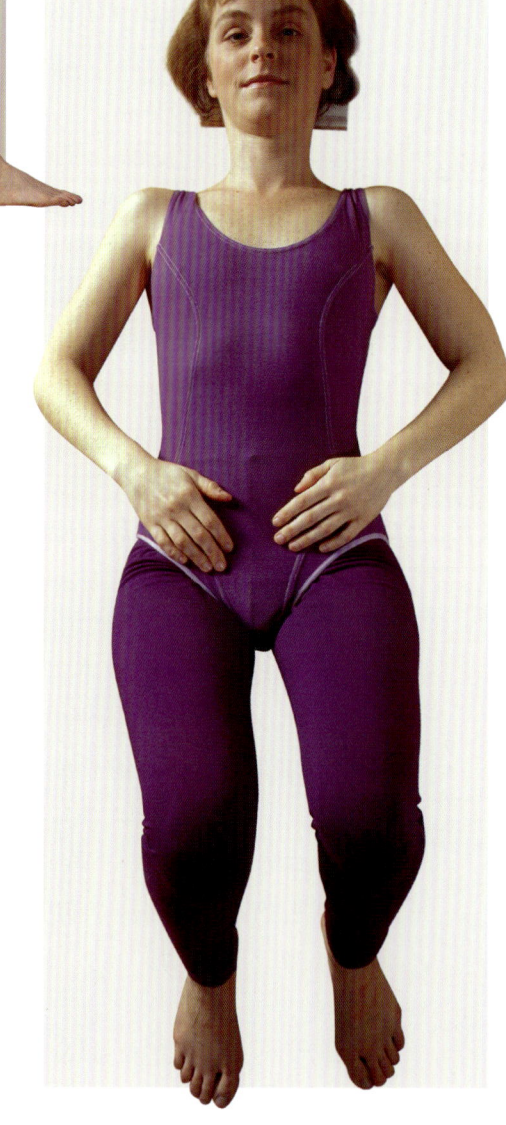

确定你的书本高度

1. 背靠一处平面站立,比如一面墙。

2. 确保你放松地站立。不要努力往直了站,就好像你在量身高一样。

3. 确保你的脚后跟、臀部和肩部都轻轻地接触墙壁。

4. 请朋友来测量你的后脑勺和墙壁间的距离——这大约就是你所需的书本的高度。

书即使垫得高了一点也比矮了要好,但是确保你的头部不要被垫起太多而让你感到不舒服,或者让你的呼吸受到什么限制。一开始,许多人会发现很难感受到他们的头部处于什么位置,所以最好请你的同伴或朋友帮你查看一下。需要注意的要点是,要保证你感到舒服,以及你的头部没有在书堆上向后仰。如果你还是不确定,最好暂时使用枕头或软垫,直到你能遇到一位亚历山大技巧老师。

地面上。

半仰卧姿势

下面的步骤对减轻压力造成的肌肉紧张十分有效，也能在你繁忙地工作一天后有效地提升你的活力。它对你的背痛、颈部不适和不良体态特别有好处，如果定期练习，它能帮助你挺直脊柱，并释放颈部和肩部的紧张。进入这个姿势时，最好采用与从地面上起身相反的次序躺下（参见第 80 页），因为这会让你的身体承受最少可能的压力。

这个练习的目的是释放全身各处存在的过度肌肉紧张。这是释放肩颈部区域紧张的最好姿势之一，还能缓解或预防下背部疼痛。躺下更容易消除紧张，因为这时重力以不同的方式作用于身体，你也不可能会摔倒。头部下方所垫

> **呼吸**
>
> 一旦你做好了姿势，就请开始注意你的呼吸。问问你自己：
>
> - 我的呼吸速度有多快？
> - 我的呼吸有多深？
> - 当我呼吸时我的肋骨在移动吗？
> - 当我呼吸时我有没有感到腹部区域的运动？
> - 在呼吸时我有没有感到什么束缚？如果有，是在哪？
>
> 当气息从你的鼻子或嘴进入，然后穿过喉咙进入你的肺部时，你要意识到它。只用留意你的呼吸，就会给你带来细微的改变，而你甚至有可能意识不到这些改变。你的呼吸会更加放松，你的每次呼吸会更长更深。此外，要记住不要试图去以任何方式改变你的呼吸，因为这会干扰身体的自然过程。

的书本的高度因人而异，有些情况下同一个人每个星期都不一样。确定高度的最好的方法，是在你开始上亚历山大技巧课时询问你的老师，不过你也可以遵循对页上的指导"确定你的书本高度"来获得粗略的引导。

正如亚历山大发现的，我们大多数人习惯性地将头部向后仰，却习而不察。你头部下方的书本会在一定程度上防止这种情况发生。第一次尝试半仰卧姿势时，你可能希望放一片薄海绵或者毛巾在书上，让书不感觉那么硬。随着时间进展，你会发现你可以拿掉它而不会感觉到任何不适。

首先，你要遵循和之前的练习同样的步骤——意识到你所能感受到的紧张。比较身体的左侧和右侧，感觉一下它们是否对称。这个过程被称为"积极躺下"，虽然你的身体处于休息状态，但你不仅仅是在休息。你在积极地通过给出引导来释放紧张。你应当双眼睁开而处于高意识度的状态，所以确保自己不要睡着！

在你学习如何释放紧张的过程中，你的下背部会逐渐变平，贴着地面。这可能需要几个星期甚至几个月才能做到，所以请对自己有耐心。大部分紧张都是多年积累形成的——它们不会一夜之间就消失。记得确保你的脚掌与地面接触。脚部有强有

力的反射可以激活全身的姿势肌，即使当你休息时，它们仍在运转。如果姿势肌纤维被激活，那么活动肌纤维就能更容易地放松。

运用你的引导

下面的几个引导，将会帮助你在半仰卧的姿势下释放不必要的肌肉紧张。记住这一点很重要，那就是你不必刻意"做"什么来找到正确的姿势——事实上释放紧张的过程有赖于你"做得更少"。你可能需要几个星期或者更久来完全适应这个新的姿势，所以，如果一开始感到有点奇怪，请不要担心。

像上一页描述的那样以半仰卧的姿势躺下，一开始每天躺十分钟，接下来逐渐延长时间，每天增加一分钟，直至达到二十分钟。当你躺下后，无论何时，只要你感到背部或颈部疼痛，请立刻停止。决不要勉强自己，这可不是一个耐力测试。

在整个练习中你的双眼应当一直睁开。一旦习惯了这个姿势，你就可以开始有意识地想着释放肌肉紧张。这时你可以应用你的引导了（参见第四章）。下方和对页的图中添加的箭头表明了你身体中的紧张是如何释放的。在图示旁边的文字中，引导被突出强调，以尽可能地让读者看清楚。

需要避免的事情

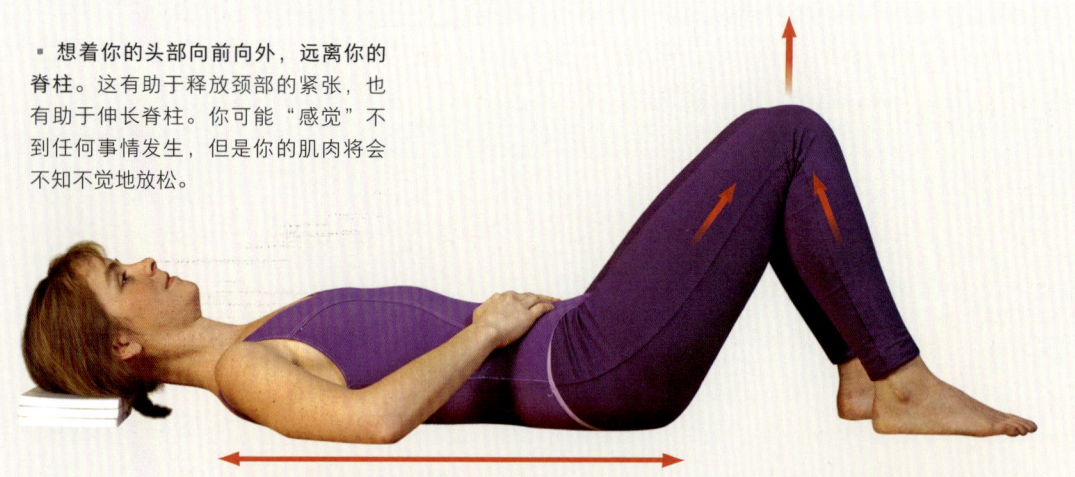

- 想着你的头部向前向外，远离你的脊柱。这有助于释放颈部的紧张，也有助于伸长脊柱。你可能"感觉"不到任何事情发生，但是你的肌肉将会不知不觉地放松。

- 想着你的整个后背在地面上伸长、延展。非常重要的是，你不要刻意"做"什么来实现这一点，因为这样只会绷紧背部的肌肉，与你在努力实现的目标恰恰相反。

- 想象你的双膝升向天花板，释放你腿部的紧张。你可能愿意设想你的双膝被想象中系在天花板上的绳子提起来。记住，只运用你的思绪来达到目标，而不要运用肌肉的紧张。

人们刚开始做这个练习时会出现一系列的常见错误（参见第78页），这让释放紧张变得更为困难，有时甚至会给身体造成新的紧张（这与你努力去实现的目标正好相反！）。躺下有助于你意识到这些，所以确保你能以正确的姿势躺下。

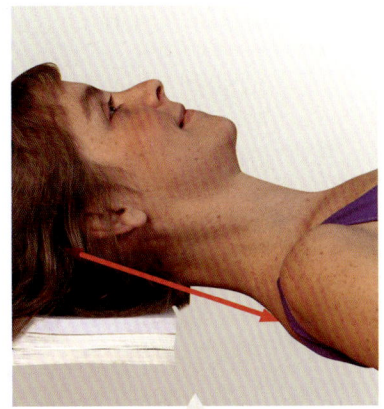

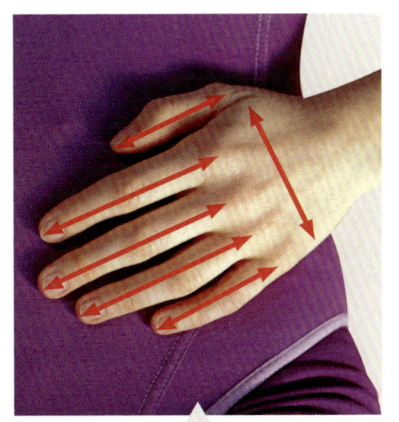

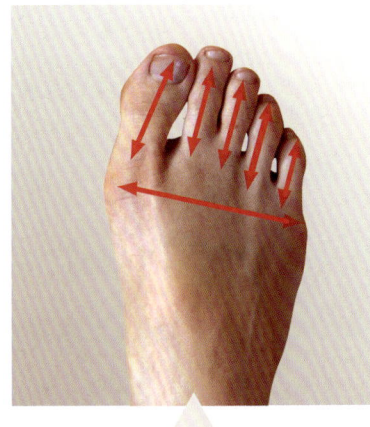

- 让你的颈部肌肉伸长，使颈部的各种过度紧张得以释放。这让你的头部不再压迫脊柱，如果你想成功地把引导运用到身体其他区域的话，这是十分必要的。

- 让你的手指伸长，手掌宽展，以释放你手指、手掌和手腕的各种紧张。确保你只是想着这些引导，而没有动用你手掌或手指的肌肉。

- 当你的脚掌在地面上伸展开来时，让你的脚趾伸长。这会帮助你释放脚趾和脚部的各种紧张。这儿存在紧张很常见，许多人却完全没意识到。

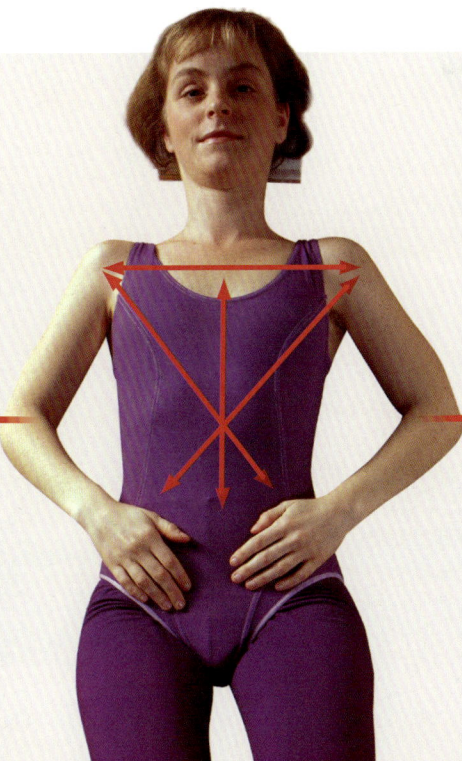

- 想着你的两侧肘部放松彼此远离。这会有助于放松腕关节和肘关节，也有助于释放肩部及其周围的紧张。确保在你的手肘和胸腔之间有足够的距离，否则手腕就会有过度的紧张，肩膀也会耸起来变圆。

- 想着你的双肩宽展彼此远离。这将释放上胸部的紧张，可以改善你的呼吸。这个引导对圆肩和患有哮喘的人尤其有帮助。

- 想着你的左肩放松远离右臀，想着你的右肩放松远离左臀。这两个引导对缓解胸腔周围和腹部的紧张十分有益。这些引导会打开前胸，有助于你的身姿更加笔直。

- 想着伸长你身体的正面，从肚脐一直到胸部上方。由于工作或上学时伏在桌前，我们大多数人身体正面的肌肉都是缩短的。这个引导有助于我们以最小的力气获得更加笔直的身姿。

半仰卧姿势下应当避免的情况

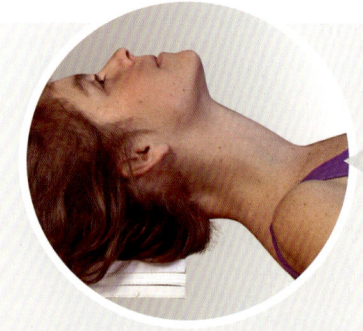

如果你头下垫着书时，总会将头向后仰，那么，设想你的下巴向胸前下落，你会发现这有助于你释放后颈部的紧张。

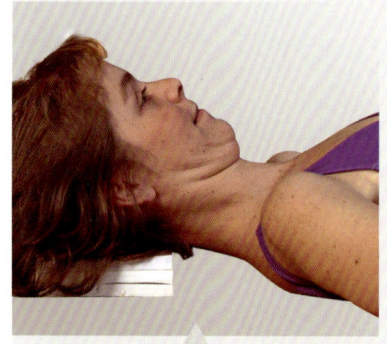

你的双脚应当毫无压力地靠近你的骨盆。如果它们离骨盆太远（如图所示），会让你更难找到平衡的姿势，下背部也不会那么容易放松。你还有可能走到另一个极端，把你的双脚收回贴近臀部。这会给脚踝、膝盖和骨盆关节施加不必要的紧张，使整个练习变得毫无意义。

你很容易把下巴缩进去，而不是设想它下落。这反而会增加颈部的紧张，甚至有可能阻碍呼吸。

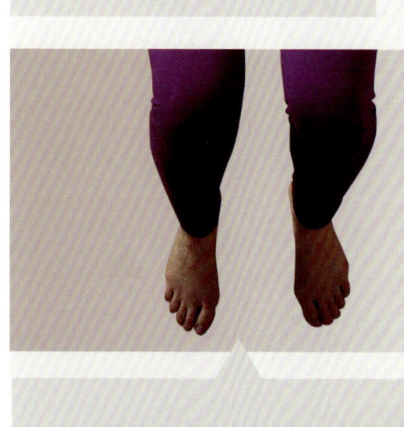

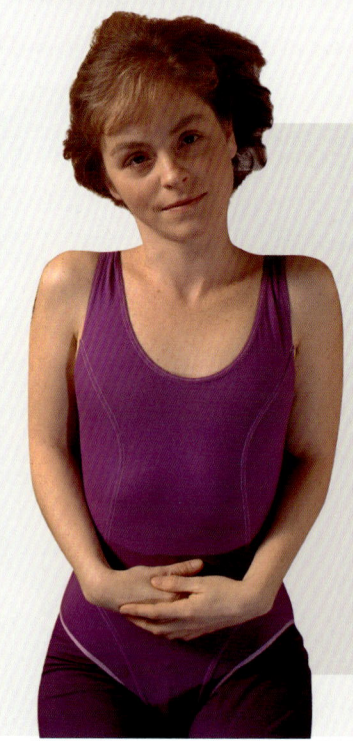

如果你把两肘夹紧贴向两肋，你将更难释放肩部、肘部和手腕的紧张。请在你的两肘和胸腔之间留出一些空间。你可以设想你的手臂和肋骨形成了等边三角形。

如果你发现你的双腿趋于内扣或者外翻，请遵循下面的指导之一：如果你的双腿内扣，请将你的双脚合并得更近；如果你的双腿外翻，请让你的双脚分离得更远。最终，你的双脚和双膝会更大程度地在一条直线上（如图所示）。这样，你的双脚将会承担两腿的重量，你就能更有效地释放腿部和下背部的紧张。

半仰卧躺下有什么帮助

只有经常做这个练习才能带来益处——有可能的话,每天做一次,每次至少十分钟,坚持几个星期。最适合躺下的时间是一天过半之时,如果这不太方便的话,那么等你结束工作回到家后再做。有些人发现如果他们睡前采用半仰卧姿势躺一会儿,就会睡得更好。有些人更愿意用这种方式开始新的一天,那么整日都能感受到效果。最好不要在饱餐之后躺下,因为这会让你感到很不舒服。确保你的身体足够温暖,如果你很冷或者吹着凉风,就会更难释放紧张。有必要的话,可在躺下时盖上一条毯子。

> **主要益处**
> - 释放全身的肌肉紧张。
> - 伸长你的脊柱,让它能在你直立时获得更好的支撑。
> - 让你能释放胸腔周围的紧张,因而改善你的呼吸。
> - 改善循环系统(当肌肉放松时血液可以更好地流动)。这还会给心脏施加更小的压力。
> - 让关节更自由,使你能更加轻松地行动。
> - 由于肌肉过度紧张而被抑制的神经得到释放。
> - 内脏器官有更多的运转空间。
> - 身体、心理和情感上的压力和紧张整体上减少了。

当你躺下时脊柱处于休息状态,这是释放各种积累的紧张的最佳姿势。当你直立时,脊柱的弯曲可能加剧,这会缩短你的身高,对于身体其他部分也会有短期和长期的影响。直立并不是问题,问题在于不良的站姿让脊柱承受过多的压力。每天半仰卧姿势躺一次,会缓解上述状况,也能避免紧张积累,以至于对日后生活产生有害影响。短期而言,劳累和疲惫会使我们感觉生活是一种费力的事,让我们感到烦躁和沮丧。长期而言,不良姿势会造成一些病症,如脊柱侧弯(脊柱向侧面弯曲)、脊椎炎(脊柱的关节炎)以及老妇驼背症(第七颈椎附近的过度弯曲,导致佝偻,主要见于老年人)。

不时地采用半仰卧姿势躺下可以帮助减缓脊柱骨骼和关节恶化的过程,甚至可以修复部分过度劳损的骨骼。你会感到在晚上你有更多精力去进行感兴趣的活动了。

长期影响

你可能注意到你的父母或者祖父母的身高在变矮,并认为这是正常衰老的一部分。20世纪30年代,一位来自布达佩斯的名叫德·普基(DePuky)的医师所做的实验却表明并非如此。他发现这种身高的减少是由于椎间盘之间的体液逐渐流失。在贯穿一生的日常活动中,我们给椎间盘施加的过度压力(参见第55页),可能对此负有一部分责任。每天进行半仰卧练习有助于预防身高持续变矮，因为它让脊柱得以伸长。如果你连续几个月经常做这个练习，你的身高甚至可能增加2～3厘米（1英寸）或者更多。

定期练习，会让你的肌肉保持放松的时间越来越长，并且，你会发现，你在面对压力时更能保持冷静了。在日后的生活中，因为不良姿势而致使你患关节炎的可能性会更小。

记住：刚开始你可能感受不到这些变化的发生，所以要有耐心，不要设法强迫你的身体做任何事情。

从地上站起

在你用半仰卧姿势躺下之后，重要的是要意识到你从地板上起来的方式，因为你已经放松了肌肉，不想再用任何不协调的别扭动作让它们过度紧张。下面的顺序

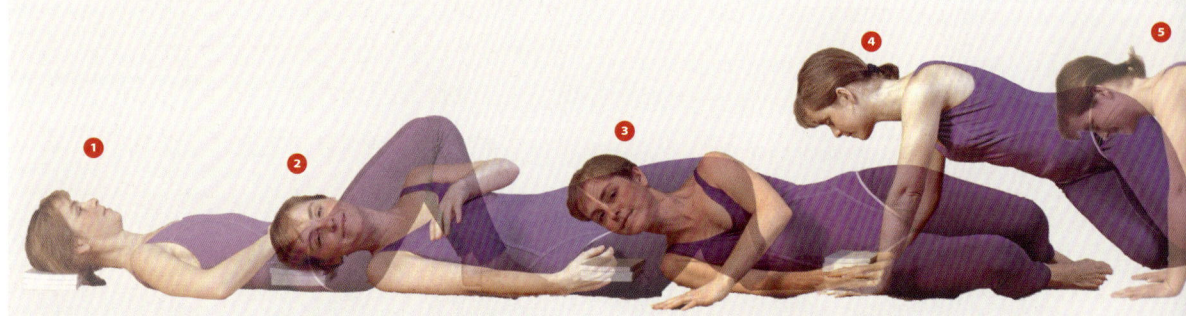

1. 在你动之前，先停顿一下，有意识地决定你打算从哪边起身。然后看向那个方向，但确保在此过程中你的头部没有离开你枕的书。

2. 让你的头在书上跟随眼睛所视的方向转动，并带动一只手臂搁在身体上，如图示。然后将你的腿部轻轻放下，好让整个身体移向同一方向。

3. 你的身体会转动到一只手臂上，不过，请将自由的那只手臂拿过身体，在你的头离开书时用它支撑你。这可以避免让你的颈部肌肉过度紧张。

4. 现在用双手支撑自己，保持手臂伸直，足尖下压。这会让你的膝盖离开地面，从而让你能将它们摆放于骨盆下方，使自己得以四肢着地。

5. 暂停一下，因为这是一个很好的休息姿势。注意你的呼吸，以及在刚才几个动作中可能出现的过度肌肉紧张。只需停顿并注意到紧张，就有利于将其消除，并促使你呼吸得更深。

6. 这时按常识你会拿起书，以免一旦你站起来之后还得弯腰去拿，这可能又会让你的肌肉紧张。用距离书更近的那只手拿书要更容易一些。

是站起来的最简单的方式之一，它会给身体施加最小的压力。

　　起初，你可能会觉得这种起身方式很奇怪，但这只是因为它可能不同于你所习惯的行动方式。最开始时，你要慢慢地做这些动作，以给你自己足够的时间意识到身体中存在的紧张，并运用你的引导。做每一步都停顿也会有所帮助，这样你可以有机会思考下一个动作，而不是急匆匆地去做。通过练习，你能更轻易地按照如图所示的顺序起身，很快你就会发现它几乎是第二天性。

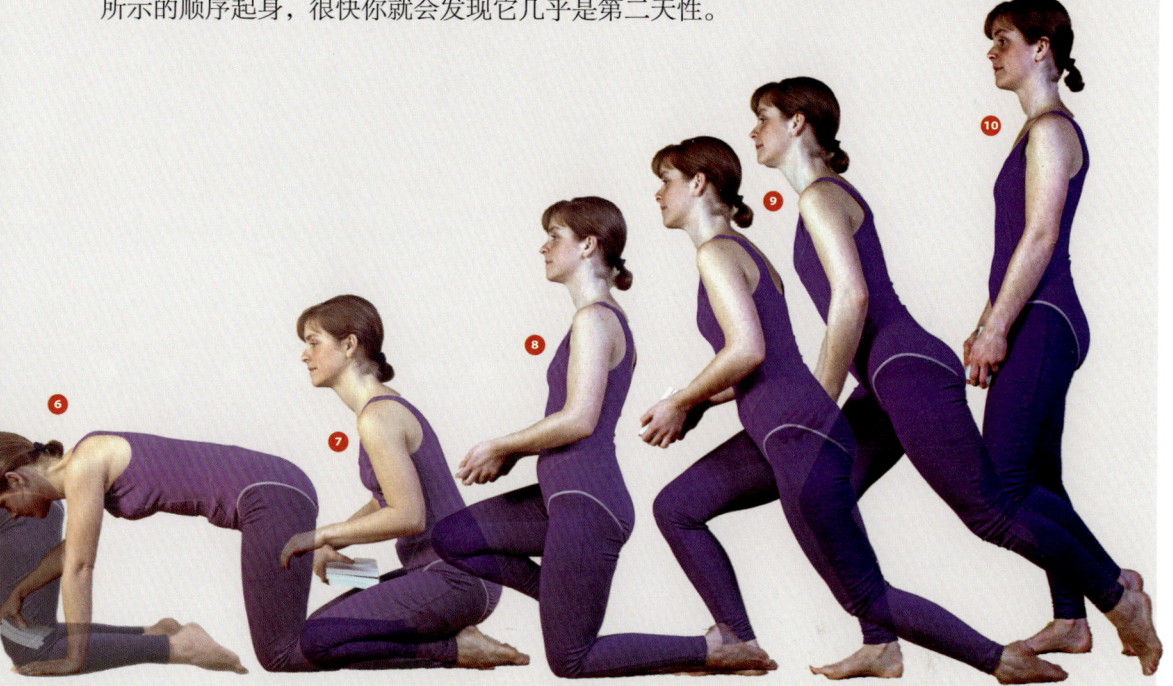

7　回到跪姿，以便你在脚后跟上稍坐片刻。试着注意你的颈部和背部是否有任何紧张。因为这是另外一个很好的休息姿势，你可以暂停并且释放你感受到的紧张。

8　想着让头部保持向前上方移动，前倾身体以到达完全跪姿。在这个姿势中，你的大腿应和小腿形成九十度角。现在将一条腿向前，以准备移动到站姿。

9　再次运用初级引导，以使你的颈部自如，想着你的头向前上方移动，伸长脊柱，身体从骨盆处前倾到前脚，这自然会让你站起来。为了做到这一步，你不必用力将脚压向地面——当你前倾时，脚步的姿势反射会自动激活。这让你不费什么力气就能自然地保持完美的平衡。在这个位置，头部的重量与左腿的重量达成了平衡。

10　这会让你用最小的力气回到站立状态，而且，你能够保持你在躺下时获得的身体自然挺直的状态。试着在你进行日常活动时想着引导。

亚历山大技巧
与体育运动

● ● ● ● ● ● ● ● ● ● ● ●

"知人者智，自知者明。
胜人者有力，自胜者强。"

老子①

---

① 译文参考《老子今注今译》，陈鼓应注译，商务印书馆，2003年12月。——译者注

　　亚历山大技巧为从事各种体育运动的男运动员、女运动员提供过帮助,其中有业余水平的,也有为高度紧张的比赛进行训练的。由于你运用身体的方式会影响你发挥的效果,那么,你能更好地意识到自己的动作,你就能更好地控制它们。亚历山大技巧可以有效地应用于许多体育运动,比如马术,骑手的姿势会明显地影响马的表现;也比如跑步,它可以教给跑者新的更高效、省力的跑姿。

　　体育运动对身体的要求比日常活动更高。运用亚历山大技巧,能让你的紧张更少,能够显著地降低你受伤的风险,并且帮助你在运动中体验到更多的成功和快乐。

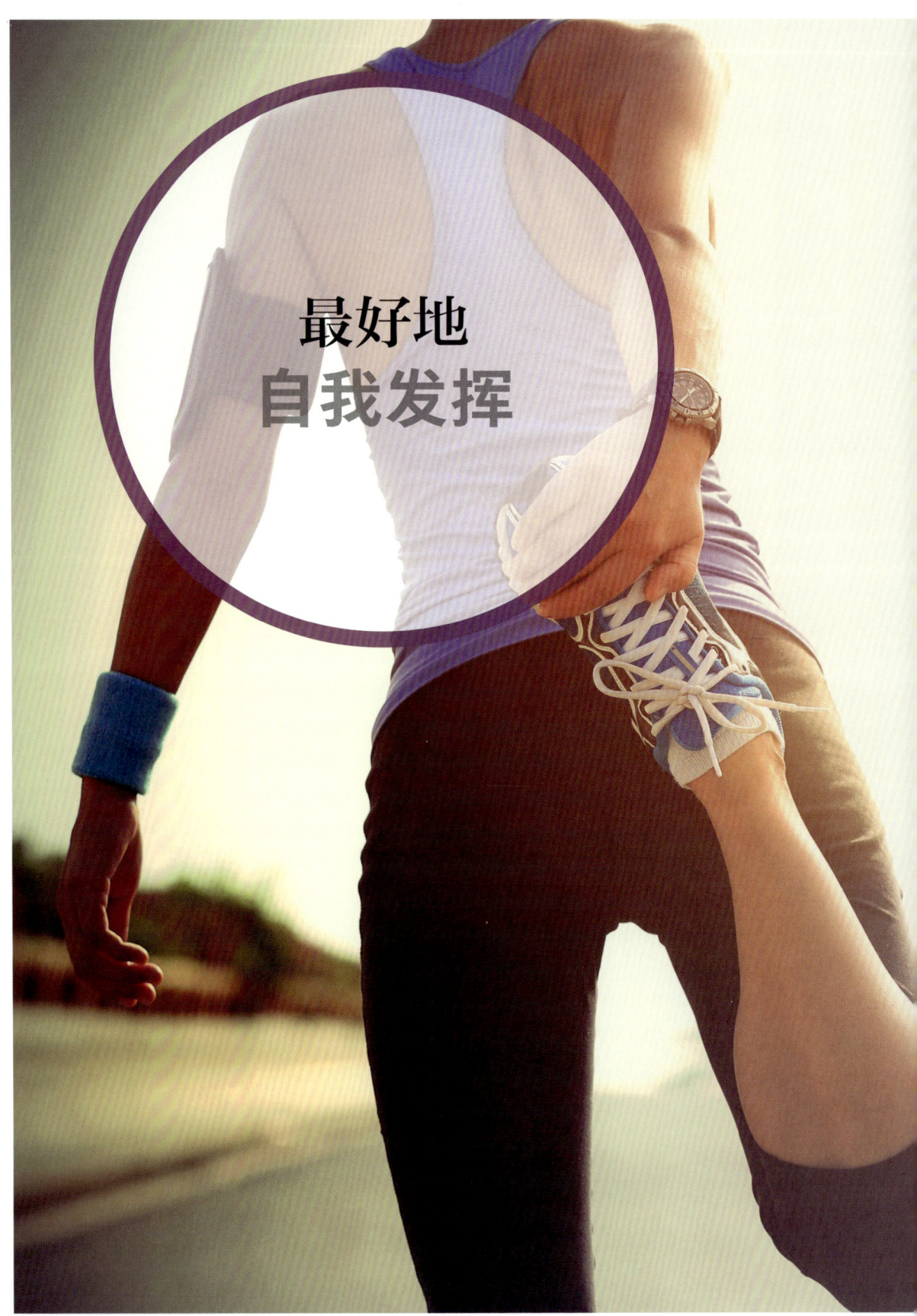

最好地
自我发挥

在各类运动中，大多数初期训练都要求我们不断地加倍努力，这会导致过度的肌肉紧张产生。我们因此承受着巨大的压力，如果任由其继续，会干扰到我们身体的自然机制。有时，这甚至会导致我们彻底放弃自己最爱的运动。刚开始时，我们往往很难抛下旧有习惯性的紧张方式。亚历山大技巧将教会你如何去做。你会惊讶地发现，采用更加轻松流畅的姿势能够达到同样的，甚至更好的结果，而只需花费更少的力气。

抑制的重要性

来自尚未充分工业化的社会中的人们似乎往往能够轻松地完成持久性的工作，因为他们在活动中不像我们西方社会的人那样是"结果获取型"的。他们尽可能地把工作所需的精力降到最小，不在相关的紧张上浪费一丝一毫。这正是亚历山大技巧期望达到的。

对于许多进行体育运动的人而言，不以目标为导向，这样的想法几乎与他们在生活中各个方面受到的教育都是相悖的。然而，抱有实现目标的期望，同时与之保持距离，正是成功和幸福的秘诀——也是亚历山大技巧的一个核心原则。

主动提升意识

另外一个主要问题，源自错误的感官知觉带给你有关自己身体空间位置的错误信息。这显然会影响任何体育活动：如果你以为自己在某个位置，而事实上你在另一个位置，你的协调和平衡将会受到明显的影响。这有可能是出色的运动员有时会犯下愚蠢的错误的原因，尤其是当他们面临压力的时候，肌肉中存在更多的紧张，给全身带来压力。在肌肉过度紧绷时，动作会变得别扭，降低了表现出色的可能性。

亚历山大技巧有助于纠正造成上述紧张的习惯性动作，代之以更加平稳流畅的运动方式。

通向成功之路

每位运动人士都知道，造成输赢之间存在区别还有重要的心理层面的因素。你越冷静和超脱，你成功的概率就越大。通过练习抑制和引导，你会发现你的心智处于更好的状态，能够应对任何级别的体育赛事带来的压力。秘诀在于让你的身体随着自然的灵活性去运动，这种灵活性来自良好姿势习惯的养成和习以为常的活动方

> 你越冷静和超脱，你成功的概率就越大。
> 通过练习抑制和引导，你会发现你的心智处于更好的状态，
> 能够应对任何级别的体育赛事带来的压力。

式。最重要的是享受每一个动作的感觉，因为当你对自己身体状况感到满意时，你会有出色的表现，这不仅对你自己有好处，也使观赏性更佳。

后面几页着眼于各种不同体育运动，向你展示亚历山大技巧如何能够帮助你提高自己的表现。

高尔夫

高尔夫球场上常见的一种景象就是弓背和膝盖往后绷直。许多高尔夫球手完全意识不到，他们击球时站立的方式会影响他们运动的质量。打高尔夫时一个常见的错误是运动者不能够将注意力集中在球上——这对于完成精准的击球是至关重要的。在关键时刻你会很容易注意力分散，看起来心不在焉（亚历山大本人将其描述为"走神习惯"）。

左上方的这位高尔夫球手离球太近，所以他的姿势非常局促。他的背部弓起，膝盖往后绷直，致使他的全身紧张起来。这是因为他想都没想就匆忙地开始打这一杆球。

如正面图所示，右上方这位高尔夫球手看起来是多么不平衡啊！他的躯干和头部运动的方向与腿部相反，导致他的肌肉系统过度紧张，影响了动作的自然流畅。

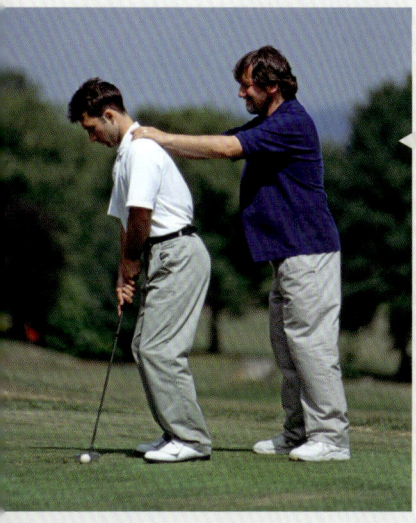

当老师帮助这位高尔夫球手释放了颈部肌肉的紧张后,他的平衡和协调有所改善。他的脊柱更加笔直,膝盖微屈,他更有可能成功地击球。

注意这位高尔夫球手挥杆的变化——现在他的击球中有了更多的能量。他的整个身体都用于击球,而不是身体的各个部分向不同的方向运动。他的躯干和头部现在位于腿部的正上方,这样他的全身处于平衡状态,更挺直了。现在他的肌肉不必为了让他保持平衡而紧张了。

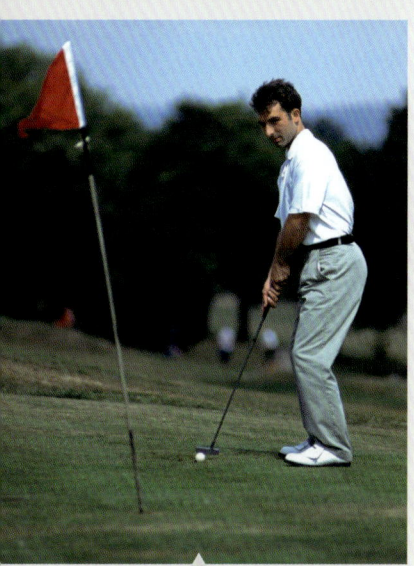

几次课后,这位高尔夫球手能够自我维持改善了的协调姿势。他打球时不再驼背,头部平稳地位于脊柱上方,使得自己能够轻松自由地移动身体。刚开始他可能很不习惯这种新站姿,但是一段时间后,他会感到这比旧习惯更舒适。

通过练习抑制并运用你的初级引导,你能够克服那些阻碍你成为更好的高尔夫球手的习惯。你还可以释放并预防身体中可能导致你受伤的过度紧张。一个常见的问题是高尔夫球肘,这是由于不断地弯曲或扭转手腕而使其过度紧张引起的,结果导致肘部内侧疼痛。如果你意识到自己的动作,你就能够自我引导来让动作更为自由,帮助自己轻松流畅地运动。尤为重要的是,你的手臂和肩膀处的肌肉也应是自由的。通过参加亚历山大技巧课,你会发觉你的双肩更加灵活自如,就好像"上了油"似的。

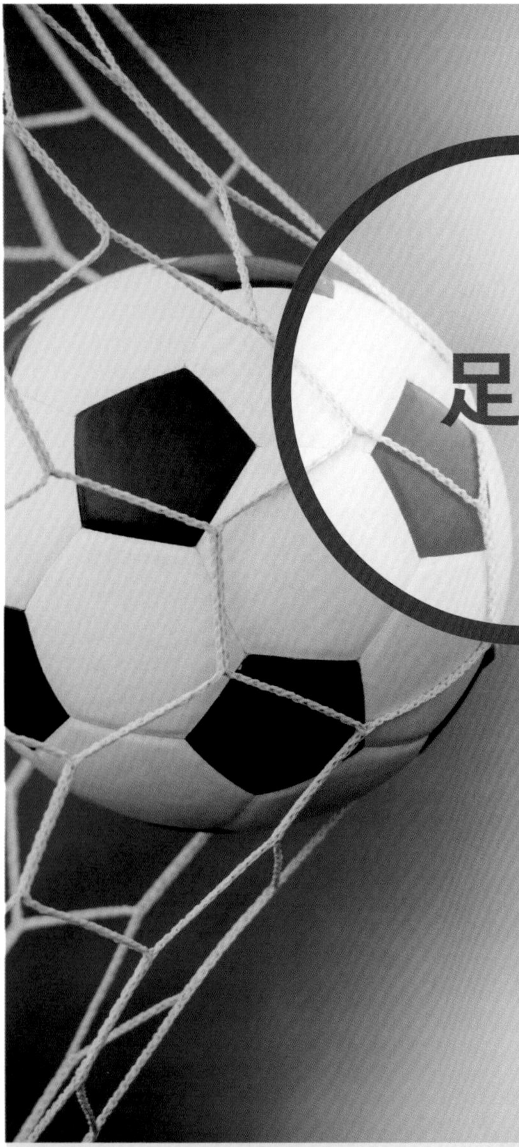

足球

足球是一项伤病十分常见的运动，尤其是腿部伤病。你不仅需要意识到你相对于球的位置，还需要意识到其他球员在哪里，特别是当对手打算抢断时。出于上述原因，正如在其他运动中一样，在足球运动中抑制是非常关键的。当你用别扭的姿势踢球时，很有可能造成身体中的紧张，还可能导致踢球失准。只需稍做停顿，你就可以给自己足够的时间来吸收所有必要的信息，以踢出成功的一脚，不论是进球得分还是传球给另一位球员。

通过遵循亚历山大技巧来训练，你的肌肉系统会变得更自由，这使你能够更轻松地跑动、踢球和跳跃。当你要在一场艰难的比赛中击败对手时，这种提高了的灵活性能够发挥至关重要的作用。

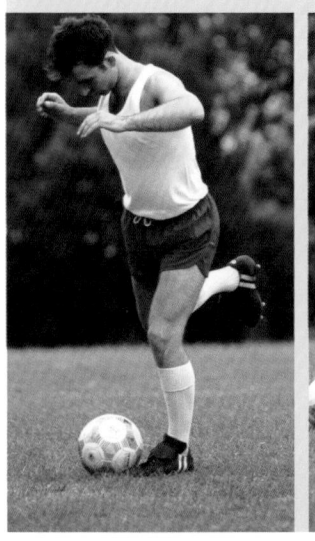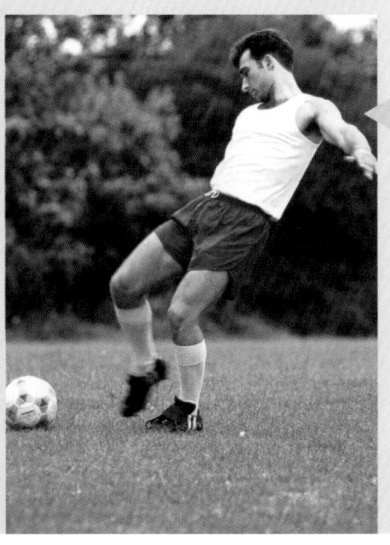

这位足球运动员协调性的缺乏严重地影响了他的表现——他只专注于球，而且已经完全忘记了要注意自己的动作。有时候他处在球的正上方，因为他太匆忙地冲过来而没有任何的空间意识——这让他只有很小的空间来操控球，有时候他又后仰身体远离球，为了防止他跌倒，肌肉会超负荷工作。结果，他常常失去平衡，导致他踢球失准。反过来，这也会让他为错失容易进的球而恼火，造成过度的肌肉紧张，影响他的表现。

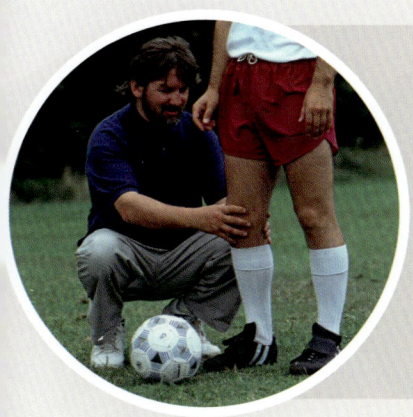

亚历山大技巧有助于释放膝盖、臀部和踝关节的紧张，从而使奔跑和踢球时带给身体的压力更小。这位足球运动员将能够更自由地移动，这会极大地改进他的运动方式。

通过学习一系列的亚历山大技巧课，这位足球运动员将会切实地学会如何用头部带动所有动作。通过运用抑制和引导这两个简单原理，他会发现比赛结束后他不再那么累了，他踢出的球也更加精准有力。简而言之，随着他对自己的动作更有意识，他也就能更好地控制自己的身体和球。

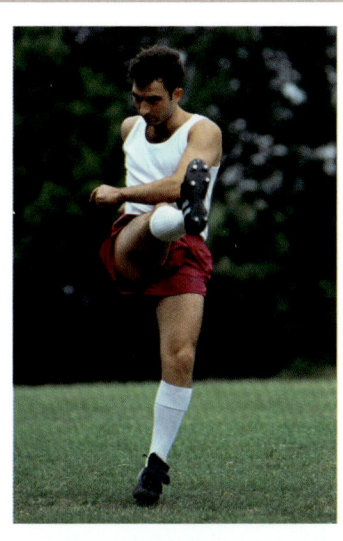

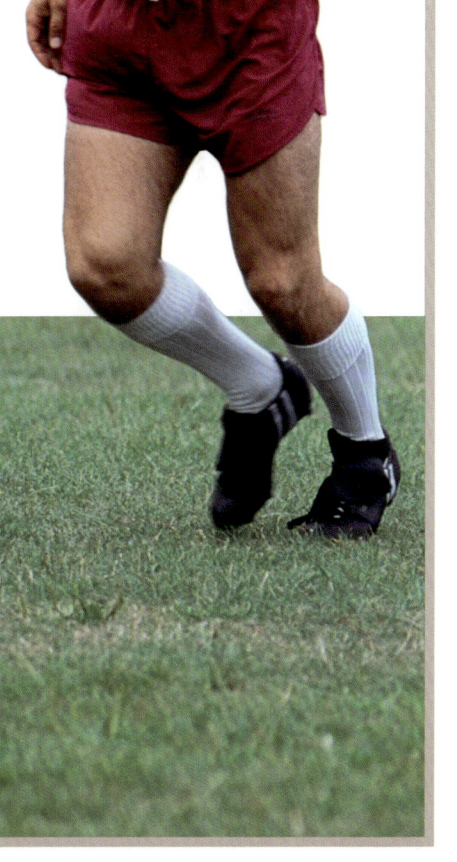

马术

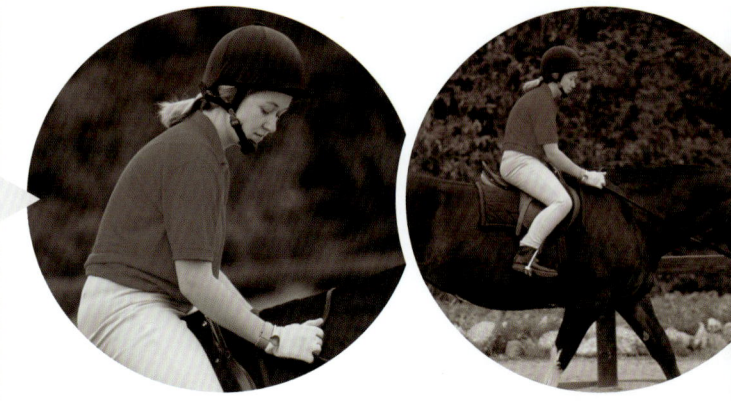

这位骑手身体过于前倾，手握缰绳太紧，因为她害怕摔下来。结果，她的背部弓起，这让她的整个身体不够挺直，导致她的体重不能均匀地分布在马鞍上。有趣的是，当骑手垂头并身体前倾时，马也会垂头，这会影响马的表现。

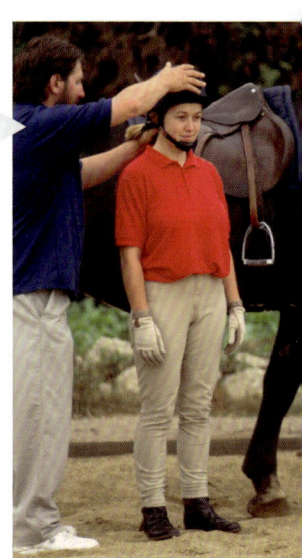

这位亚历山大技巧的老师对骑手的身姿做了一点微小的改变，让她的头部重回脊柱的正上方，并帮她伸长后背，从而帮她释放了肌肉紧张，让她的身体重新挺直。她对自己的错误感知得到了解决，因而她也更好地意识到了自己坐在马背上的方式。

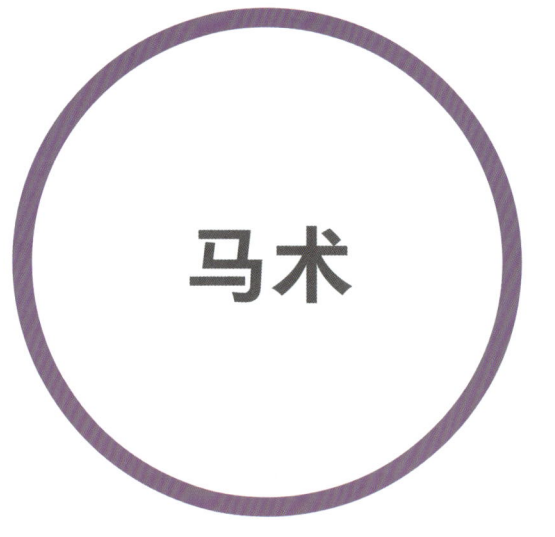

亚历山大技巧经常被骑手使用，因为他们的姿势会影响马的表现。骑手做出的动作马会立刻回应，骑手越平稳，马就表现得越为优雅敏捷。我教过的一些骑手曾抱怨，他们发现很难让马如他们所愿地做动作——他们总是责备马，却不想想他们自己的姿势可能会影响马的动作。我的一个学生抱怨说她的马从来也跑不出直线，但是上过几节课后她意识到，其实是因为她一直坐在偏离中心处，才导致她的马老向右跑。当她纠正了自己的姿势后，马跑起来就始终如她所愿了。

上过亚历山大技巧课后，你会变得更加自信，这种自信自然会传递给你的马，此时它能本能地觉察到谁是"掌控者"。这对于控制你的马来说至关重要。还有，如果你的肌肉是放松的，而不是由于害怕和担忧而陷入紧张状态，那么当你从马身上跌落下来，你受伤的概率会更小。

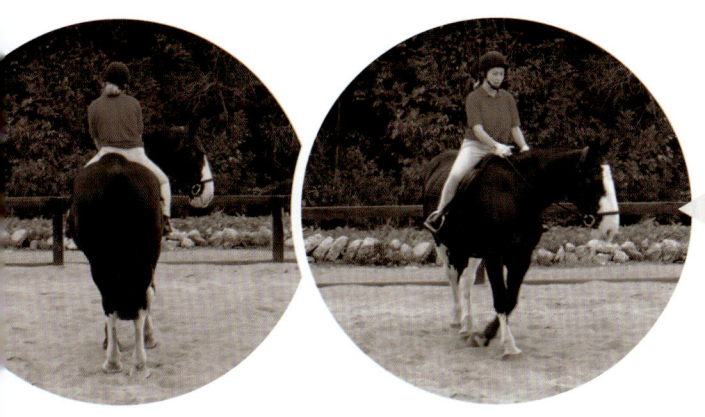

如果骑手向一边倾斜，马也会倾向于往这一方向走。由于我们大多数人都对自己存在错误的感官知觉，所以当这位骑手认为自己姿态笔直时，事实并非如此。她不平衡的姿态意味着如果马匹做出什么突然的动作，她更有可能会摔下来。

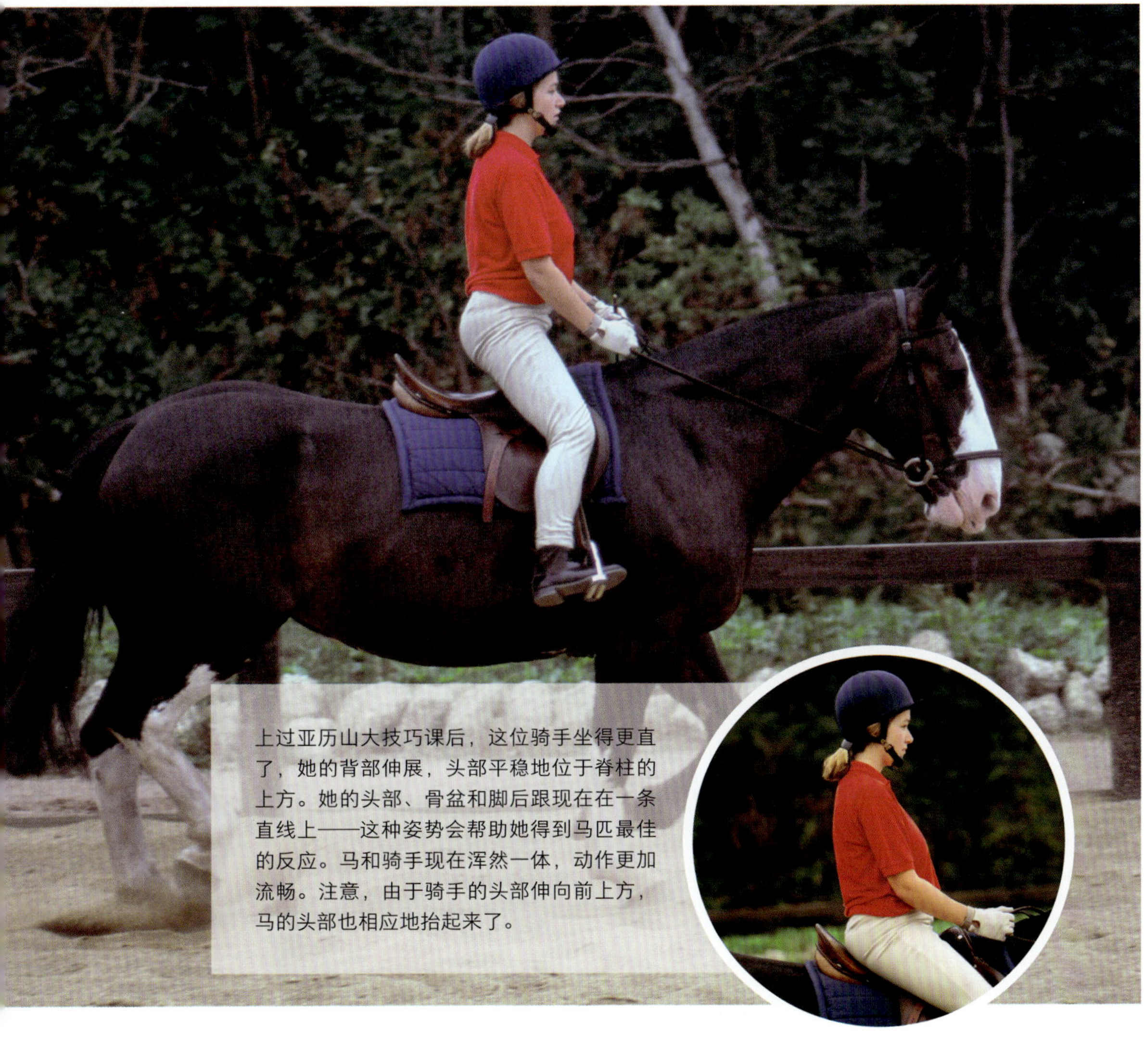

上过亚历山大技巧课后，这位骑手坐得更直了，她的背部伸展，头部平稳地位于脊柱的上方。她的头部、骨盆和脚后跟现在在一条直线上——这种姿势会帮助她得到马匹最佳的反应。马和骑手现在浑然一体，动作更加流畅。注意，由于骑手的头部伸向前上方，马的头部也相应地抬起来了。

自行车运动

许多自行车手都患有颈部、肩部和背部的病痛。这往往是因为他们弯腰驼背地伏在把手上，导致他们要用力仰头以看清自己前行的方向。在比赛中的骑行尤为如此，因为比赛时通常使用下调的把手，但是上述姿态问题也可能是由于车座和把手调整不当，导致车手身体紧张才能够到脚蹬。

骑自行车本应是一种非常令人愉悦和受益的运动，但是车手骑得越来越快的努力往往会给身体带来压力，以至于肌肉和关节受到损害。这些损害可能直到日后的生活中才会显现出来。如果在骑车时思考一下你运用身体的方式，你就能更高效地骑行，而不让身体处于巨大的压力之下——后者在如今的运动中太常见了。你需要意识到自己的姿势，从而有意识地引导自己的身体，并帮助它释放之前可能累积的紧张。

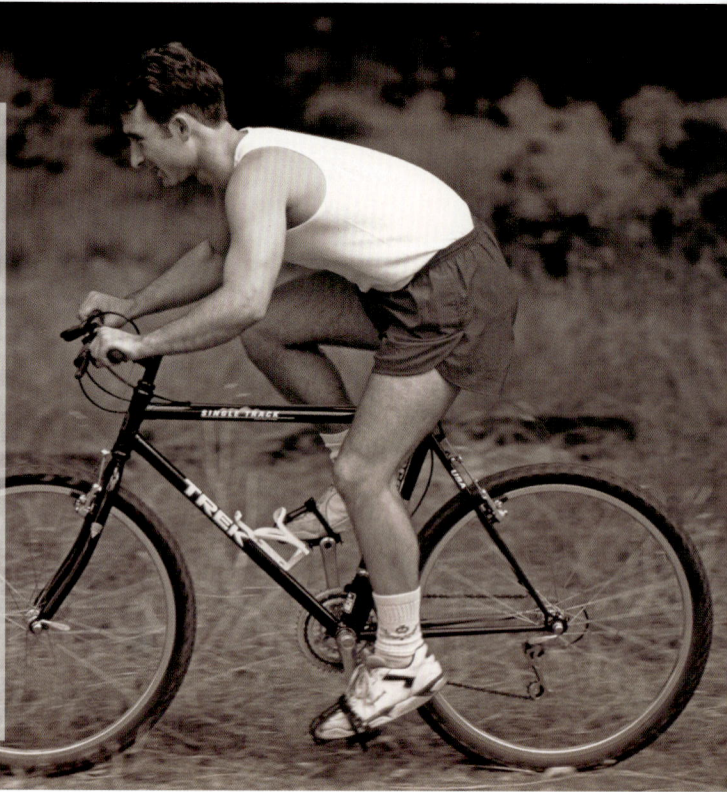

这位自行车手在竭力赢取比赛时承受着严重的颈部紧张——你还能看到他的下颌和面部肌肉的紧张。他过于目标导向，以至于他丝毫没有思考自己运用身体的方式。如果他让这种紧张持续存在，结果可能是遍布整个肌肉系统的疼痛，最终可能迫使他彻底放弃自行车运动。

这位自行车手身体前倾并低下，试图更加符合空气动力学，但是他头部后仰以便看清自己前行的方向。这让他的颈部和脊柱承受了巨大压力，有可能导致脊柱上半部疼痛。如果他经常用这样的姿势骑车，即使他不再骑车，这种习惯很可能也会存在。

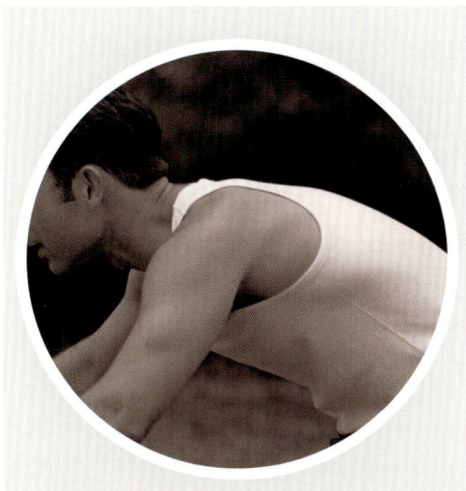

这位自行车手采用的姿势迫使他弓背，如果他一直这样骑车，他很可能会患上脊柱问题。

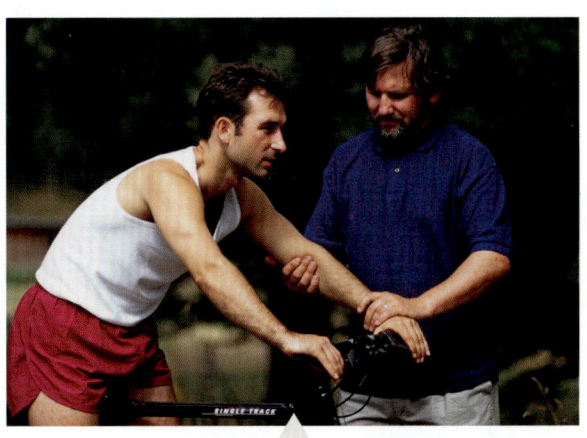

通过学习亚历山大技巧课，你将能够释放全身的紧张，并让关节自由活动，从而获得更大的行动自由度。你的老师可能还会建议你改变车座和把手的高度。一些人给自己的身体施加不必要的压力，往往只是因为他们没有正确地调节自行车以适应自己的需要。

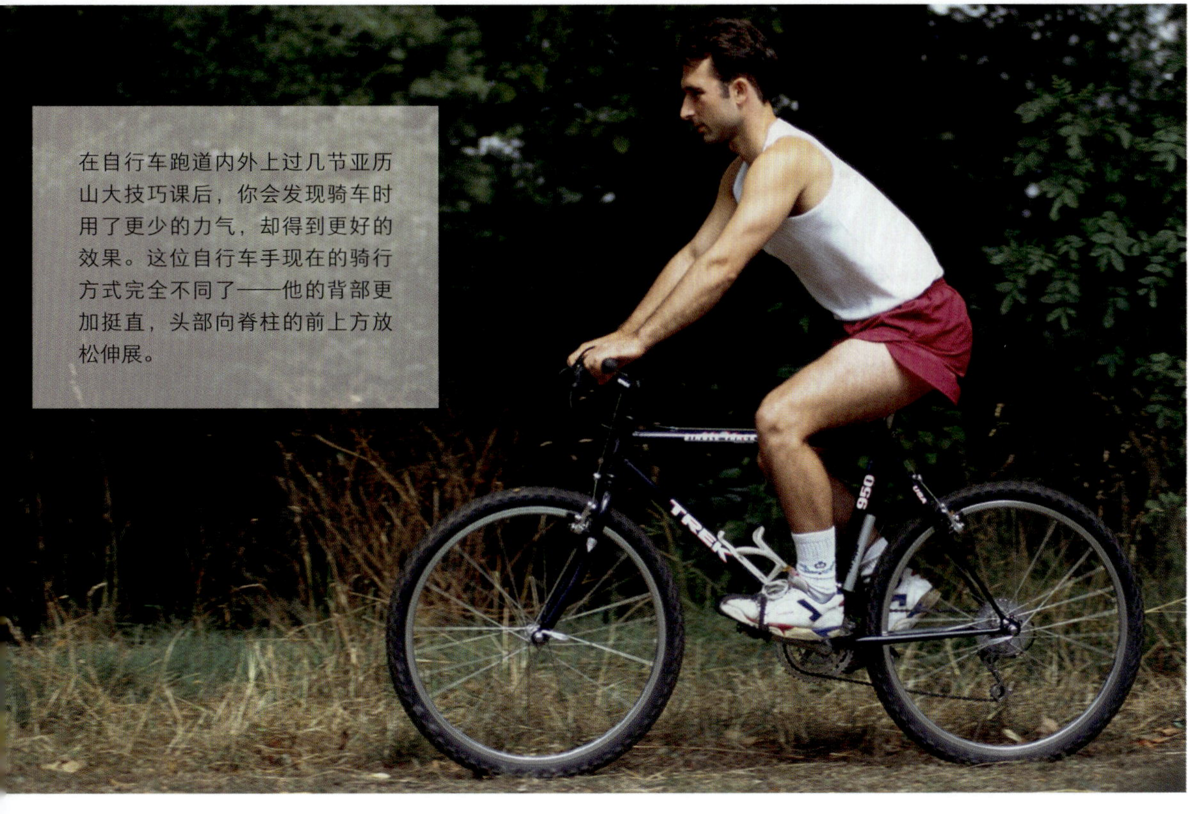

在自行车跑道内外上过几节亚历山大技巧课后，你会发现骑车时用了更少的力气，却得到更好的效果。这位自行车手现在的骑行方式完全不同了——他的背部更加挺直，头部向脊柱的前上方放松伸展。

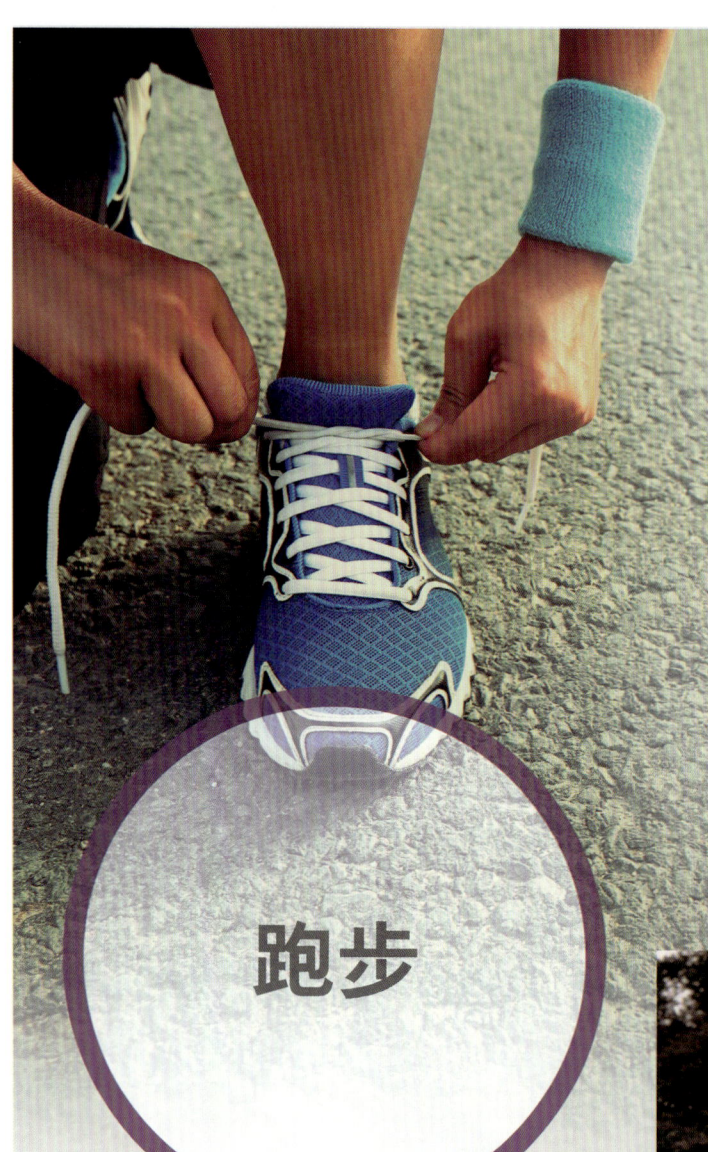

如今，跑步成为一项日益流行的运动，许多人将自己推向极限，以求跑得更快或者更远。然而，他们当中极大一部分人都很少思考自己运动的方式，很容易看到他们跑步时奇怪的姿势：两脚撇开，胸部挺起，踮起脚后跟，手臂和肩部绷紧。许多人采用的不当的跑步方式必然会造成肌肉紧张，有时甚至会导致伤病；过度紧张的肌肉会造成扭伤或肌肉痉挛，而且在日后的生活中他可能会患上关节炎，尤其是胯部、膝盖和脚踝的（例如"跑步膝"就是一种常见问题）。如果跑者过于努力，他们可能会发现自己

跑步

这位跑者的身体向前下方倾斜，以至于她没能看向她前进的方向。因此，她的脊柱几乎发挥不了支撑身体的作用，那些本该自由运动的肌肉实际上也处于紧张的状态。

这位跑者实际上在向后仰，这让她速度减慢。她完全没意识到自己在这样做，如果她看到自己的这张照片，可能会非常惊讶。她的双臂现在不得不紧张起来以使她保持平衡，而且她加大了手臂的运动幅度以驱使自己向前。

开始患有背痛、颈部疼痛,在极端案例中,甚至会有更严重的情况。

通过练习亚历山大技巧获得了优雅和平衡之后,跑步本身就会变成一种快乐,而不是像许多人日益认为的那样是一项耐力测试。在所有的运动中,跑步可能是最自然的,因为它能锻炼到全身所有肌肉,并且,当比赛带来的紧张消除之后,你整个身体在自由、流畅地运动,那种感觉会提醒你最初为何会开始跑步这项运动。

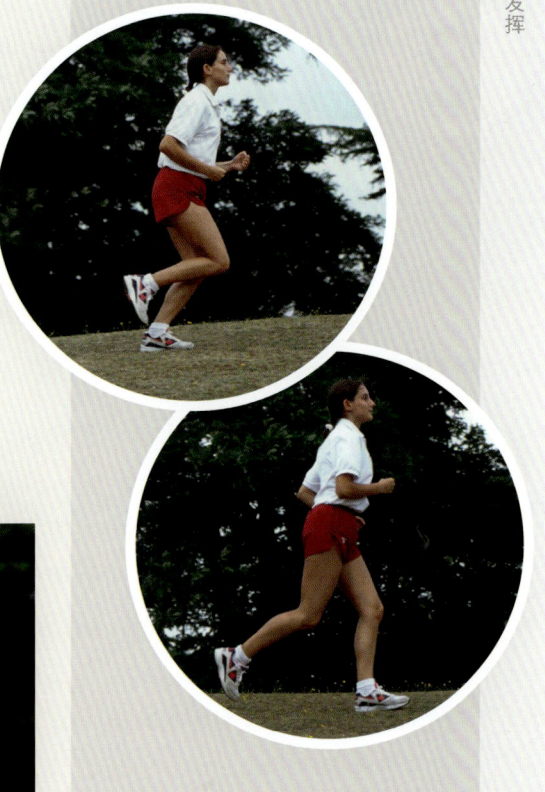

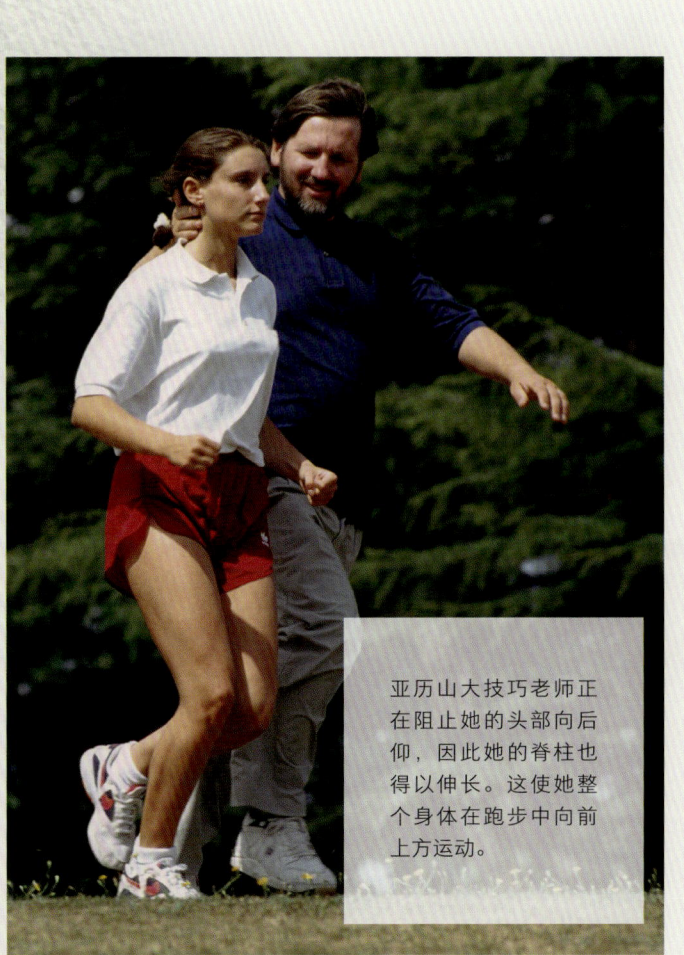

亚历山大技巧老师正在阻止她的头部向后仰,因此她的脊柱也得以伸长。这使她整个身体在跑步中向前上方运动。

一段时间后,你自己就能把握住这种自由的感觉——你不仅能够跑得更快、更久,你的跑步水平也会上升到全新的层次。你会觉得好像所有的关节都被润滑过,你会带着一种新的自由和愉悦感运动,这种感觉你可能从童年起就没再体验过了。现在这位跑者的姿势更挺拔了:脊柱支撑着头部、躯干、手臂和肩膀都可以自由流畅地运动。最终,她跑起来更优雅了,她甚至会发现自己的跑速提高了,而这不费一点儿力气。

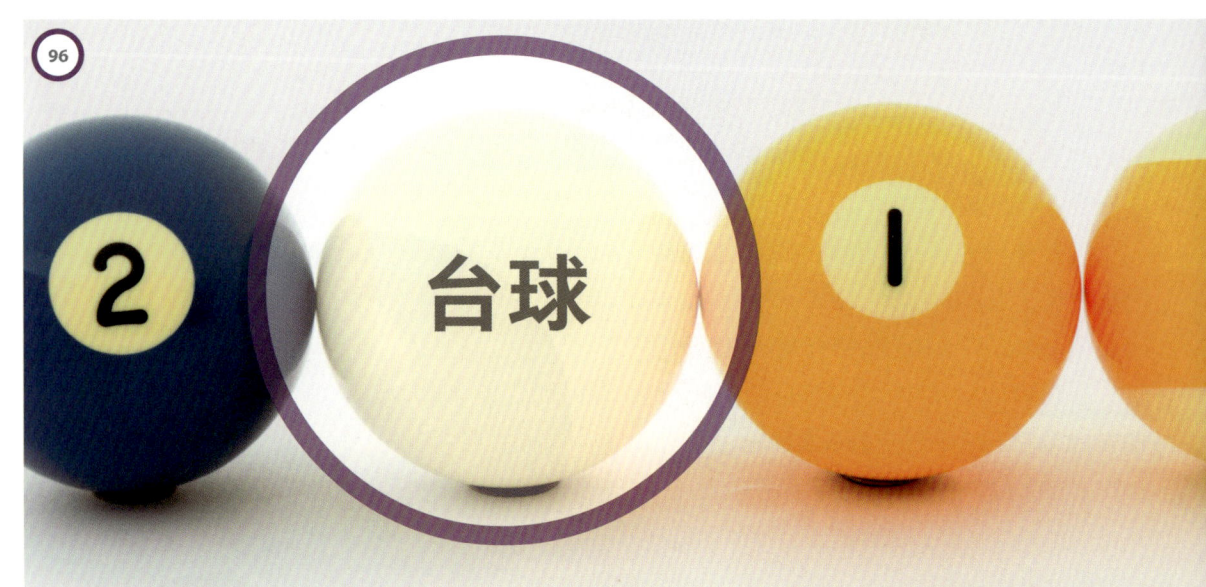

台球

打台球或者斯诺克也会引起病痛，虽然比起许多运动它带来的压力更小。有一些球手不得不采用的姿势会让身体承担过度的压力，他们要直身或者弯腰才能够到球。如果能够伸长肌肉，就会在球手击球时给他们提供释放紧张的新途径。因为他们能更敏锐地意识到何种姿势会造成体内的紧张，他们在比赛中也就有可能更为精准地击球。

打台球或者斯诺克时，主要问题就是头部向后缩，这往往会干扰身体的初级控制。其影响是，造成对全身肌肉紧张程度的错误感官知觉，反过来阻碍了关节运动的流畅性，而这正是比赛成功所需要的。许多斯诺克和台球运动员都惊讶地发现，一旦他们释放了自己之前没有意识到的肌肉紧张，他们的击球就会精准很多。

这是许多球手倾向于采用的一种典型站姿。双腿绷直，导致脊柱弯曲，致使背部肌肉负担过重。

近看这名球手的头部和肩部，可以发现他的头部正用很大力往后仰，压迫许多椎间盘。如果经常采用这种姿势，就会导致颈部和背部问题在日后产生。这种紧张也会导致击球失准，因为肩部和手臂都不能自由地活动。

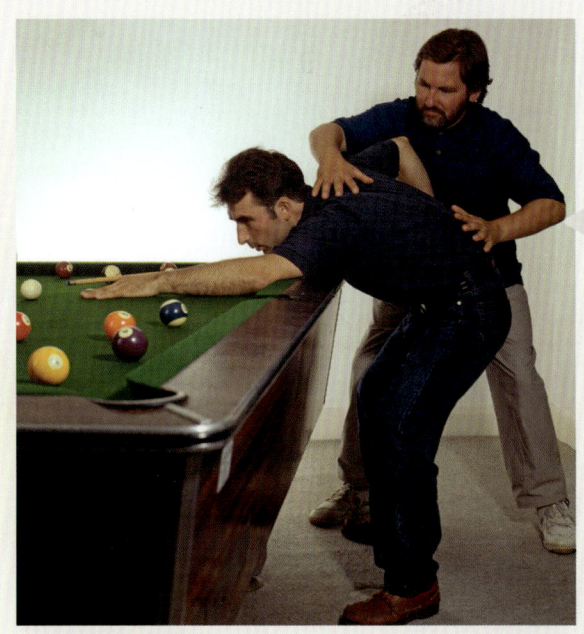

伸长背部，弯曲膝盖，这位球手学会的新的弯腰方式，给肌肉和骨骼系统带来压力会更小。最终，颈部肌肉的紧张也变轻了，改善了头部、颈部和背部的关系。通过弯曲膝关节、踝关节和髋关节，脊柱的弯曲更为缓和，结果就是不再有那么大的力量牵拉头部向后仰了。

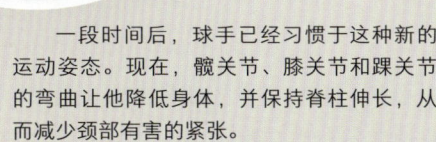

一段时间后，球手已经习惯于这种新的运动姿态。现在，髋关节、膝关节和踝关节的弯曲让他降低身体，并保持脊柱伸长，从而减少颈部有害的紧张。

将一只脚放在另一只的后面，这会给身体的其余部分带来更多支撑，让他的运动更加自由。最终，球手在比赛中很可能会有突破性的提高，因为现在他能够以更高的准确性击球了。

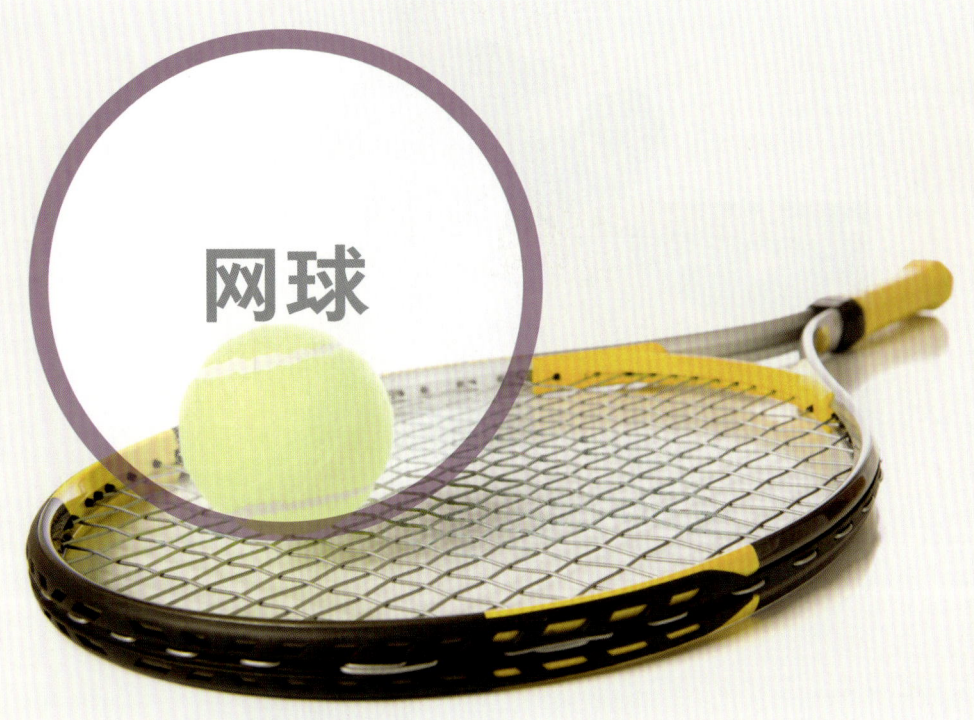

网球

亚历山大技巧课代替不了必需的网球技能指导，但是通过帮你解除肌肉紧张，你会发现你的身体能够更加轻松敏捷地做出反应，从而自然地提升你的表现。你会更好地意识到你的过度握拍问题——这会导致你错失击球或者造成手腕、肘部和手臂肌肉的紧张。这种过度握拍，或者在某些击球，尤其是反手击球中错误地运用手腕，往往是造成"网球肘"的原因。"网球肘"导致肘部外侧的疼痛，做某些动作时疼痛会加剧。

在行动前暂停，有助于你能感受到自己有更多的时间积极地回应来球，因为这时你不太可能会仓促跑动然后误读对手的击球。虽然通常在你击球之前看似没有时间思考，但其实你需要做的只是花一点时间意识到自己的动作，以便你在击球之前能够有意识地引导自己。你越能够放松肌肉系统，你的击球就会越流畅，而且你会发现可以轻松地打到之前可能会错失的球（参见第100页）。还有一点非常重要的是，在你等待对手回球时，要意识到你的站姿，应当弯曲膝盖和髋关节，整个身体也应当保持平衡。亚历山大称之为"机动优势姿态"，由于你的身体处于警觉状态，因而能够更加迅速地做出反应。你也会对对手可能施加给球的旋转更有准备。

对自己网球技能的信心的增强也会为赢取比赛发挥重要的心理作用。

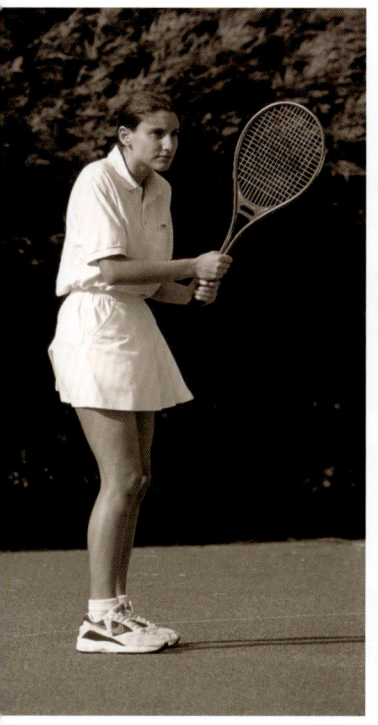
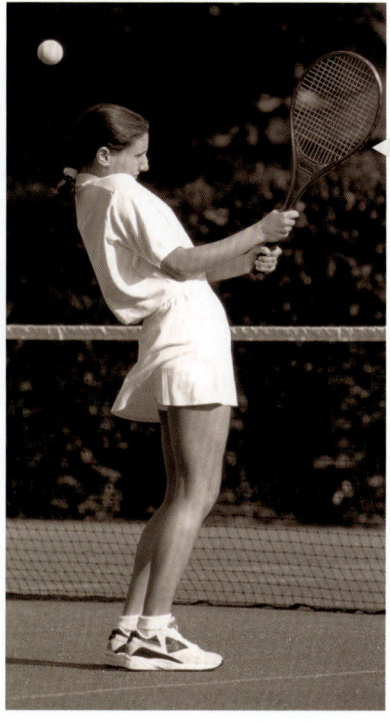

如果过于注意对手的动作，你可能意识不到自己正位于一个不合适的接球位置。你的膝盖应当弯曲，脚尖触地，准备向任何方向移动。注意这位选手，她太想赢球了，所以她的颈部肌肉绷得很紧。

当球被击回时，你可能会失去平衡，因此，肌肉系统会更忙于让你保持站立，而不是将球回击过网。这会制造紧张，尤其是位于颈部、背部和腿部的紧张。结果往往是，你做不出明知自己有能力做到的动作，而且，如果持续在这样的压力下打球，你可能会彻底输掉比赛。

如图，老师让网球运动员的初级控制（头部与颈部和背部的动态关系）做出其应有的反应。这位网球运动员的整个身体将会更加自由，她将能够采用恰当的姿势来更加轻松地回球。

如果握住球拍的力量超过所需的太多，就有可能错失击球或者击球过度用力，结果让球频频出界。只要意识到自己是如何握拍的，你自然会改进握拍动作——随着手指和手腕的紧张得到释放，双手会变得更放松。

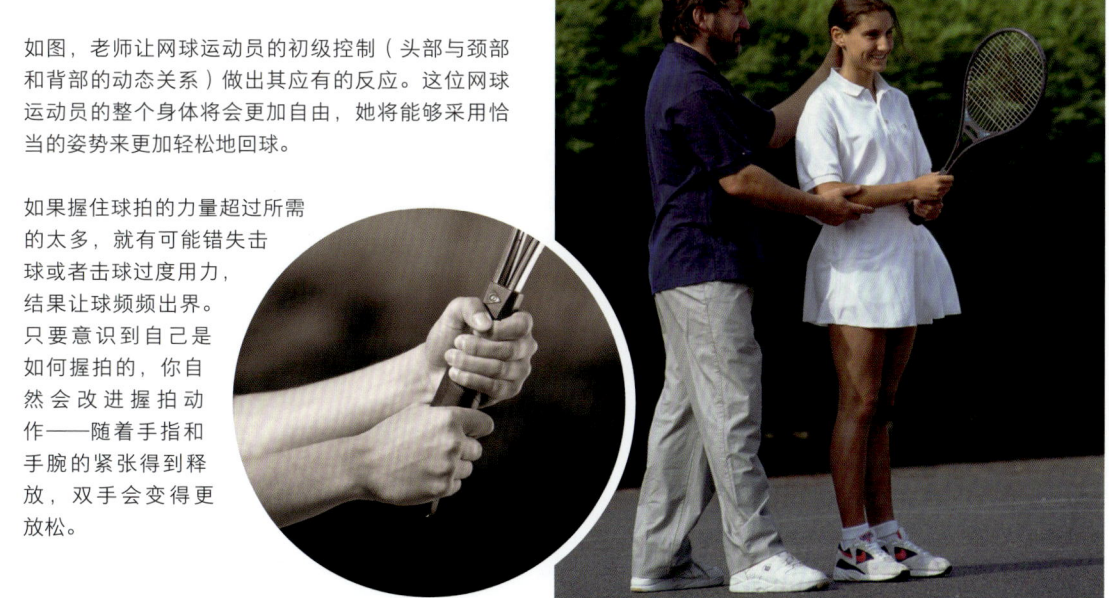

甚至在比赛间隙坐着的方式也会影响表现——像图中这样坐着，再回到球场时你会感到劳累或者困倦，因为身体没有得到它所需的休息。如果背部弓起并受到压力，你就不得不把头和颈部向前伸，以看清周围发生了什么。

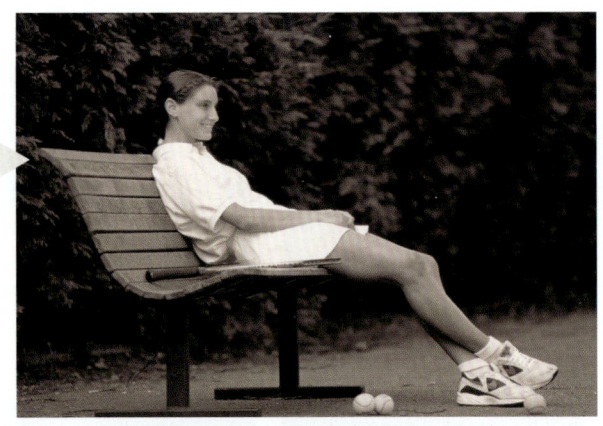

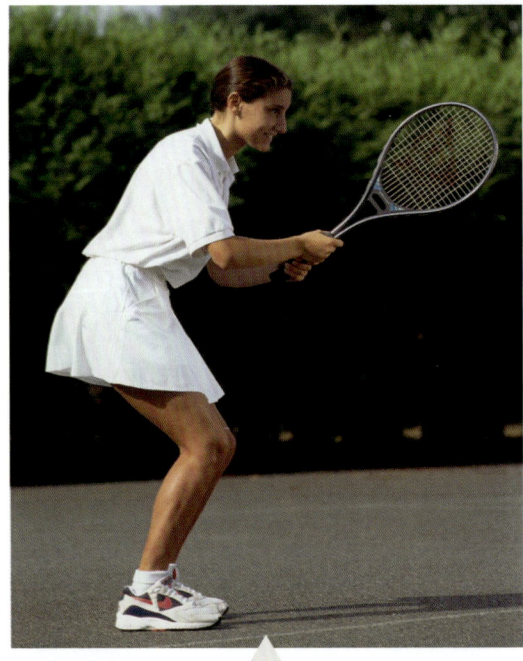

当准备接对手的发球时，这是最好的站姿。略微下蹲的站姿（亚历山大称之为"机动优势姿态"）增大了回球时可能的运动范围。它还会提升你的机敏性。注意球手的头部和她的脊柱在一条直线上，她没有弯腰驼背，这让她可以自由移动，以她最大的能力来接发球。

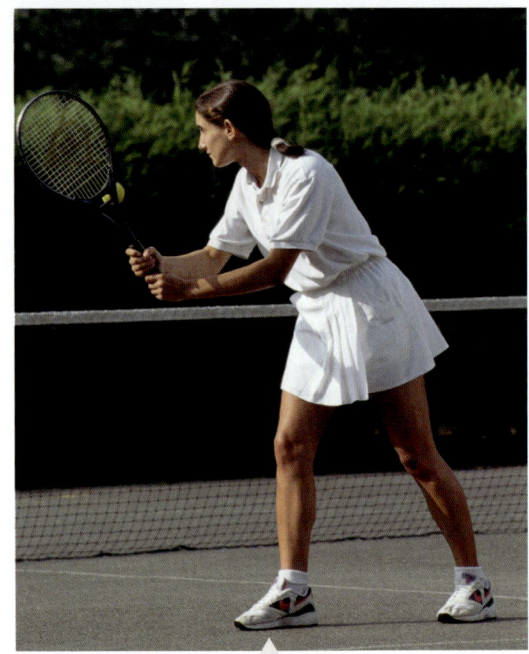

只需想着头部引导和背部伸长，你会变得更加敏捷，从而有可能接到之前会错失的球。你也能更轻易达到平稳流畅的打球状态，当错失击球时就不会感到那么沮丧。

别对自己太苛刻

对自己网球技能的信心的增强也会为赢取比赛发挥重要的心理作用。

当内心平静,自我批评既没有告诉你要做到更好,也没有因为五分钟前的小错误而责备你时,成功就会到来。任何运动中让人感到最为值得的时刻,就是当最苛刻的动作只需要很小的努力就能完成时,你会感到一种自然的流动帮助自己超越平常的表现。这反过来会给你更多的自信,使你毫不费力地做出接下来的动作。观察那些伟大的运动员,不论他们的运动是滑冰、跑步、斯诺克还是足球,他们似乎都能无比轻松地做出熟练的动作——他们看起来随性而自然。这种随性的状态很难达到,但是如果我们不再过于努力,而是"顺其自然",则有可能培养出这种感觉。在欧根·赫里格尔(Eugen Herrigel)的著作《射艺中的禅》(Zen in the Art of Archery)的前言中,铃木大拙(D.T.Suzuki)这样描述射箭时心思太多的影响:

> "一旦我们反思、刻意、构想,就会失去最初的下意识,思绪开始扰乱……人是会思想的芦苇,但是只有当他不再计算和思索时,伟大的作品才能完成。"

许多人参与体育运动是为了获得更高的知觉状态,而不是为了赢得奖杯(可能除了专业运动员)。无论做什么运动,在运动中你都会有一个时刻处于静止的状态,你过度活跃的思维平静下来,唯一的场所便是"此地",唯一的时间即是"此刻"——在当下之外别无他物。你达到一种境地,一种不可描述的合一感出现了:跑者和自然要素交相融合;网球运动员感到球拍只不过是自己手臂的延伸;骑手和马匹紧密联系,他们运动起来犹如一体;冲浪者保持正确的姿势和微妙的平衡,以化解海浪的力量;滑雪者以惊人的速度冲下雪坡,恰到好处地做出完美动作,不假思索、毫不费力。在这种心境之下,自我批评沉默了,不再在意输赢——只是在体验愉悦的感觉,体验和当下全然的关联。亚历山大技巧帮助你意识到阻止这种完美的流动发生的习惯,因为干扰渐渐少了,我们得以让那种感觉自然出现。

同样的原则也适用于运动性更低的游戏,如国际象棋或者古老的东方游戏围棋,克服阻碍的真正胜利发生在棋手的心中,而不是棋盘上。在这两项运动中,终极的胜利获得于抑制得到运用、惶恐和"结果导向"皆已消除之时。只有在这时,内心的平静才会占上风,选手真正的出色才能显现。

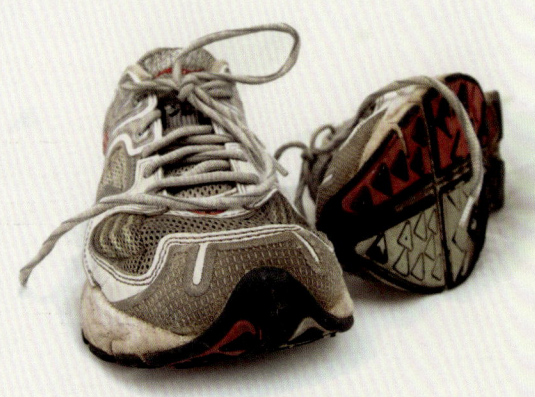

孕期与产后

• • • • • • • • • • • • • • •

"一个女人作为女性成就的越多,即完成众所周知的自然功能,她学到的便越多,这既是直觉地也是有意识地,尤其是在分娩,在孩子的出生,以及孩子的养育中。她对自己所做的越欣赏,她的自我欣赏就会越多地传递给她的孩子和其他人——她的丈夫,她的其他孩子,以及社会。"

威廉·赫兹里特医生(Dr William Hazlett)

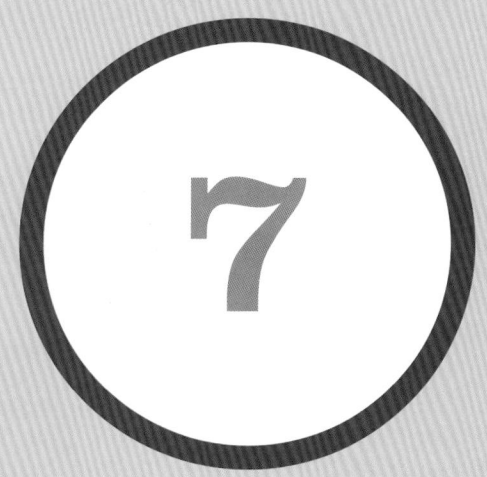

　　亚历山大技巧在怀孕和生产期间会带来不可估量的助益，因为这时，女性的身体发生了在整个成年生活中最为巨大的变化。技巧可以帮助你应对因怀孕而加剧的体态问题——缓解背部疼痛，让你感觉不那么疲劳。它还可以帮助你做出生产决定，在你的孩子出生后以可控的方式执行实际任务。例如，亚历山大技巧教你如何抱起孩子，而不让你的关节和肌肉承受过大的压力，从而帮你避免颈部和背部的问题。你的轻松程度的提高和对宝宝的需求的接纳，会使宝宝从中受益，这会让你的宝宝更加满足。

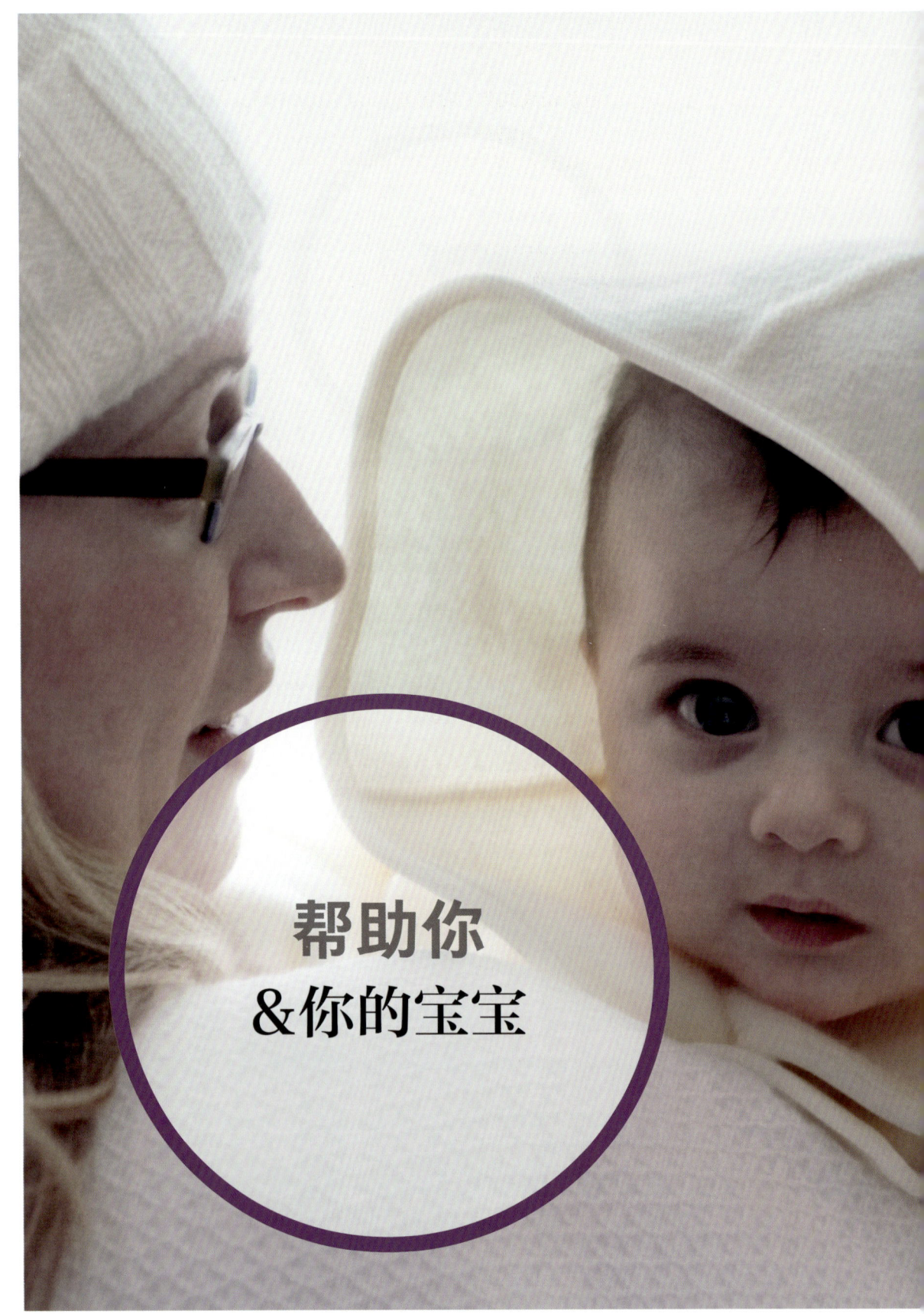

帮助你
&你的宝宝

在怀孕和生产期间，亚历山大技巧有着更为专业的应用。许多人意识不到，亚历山大技巧在人生的这段时间可以起到多么宝贵的作用，在怀孕、生产，甚至后来照顾宝宝时，你都可以练习它。许多人的不良姿势习惯，比如臀部向前顶，背部反弓，从而使身体后仰，导致头部往前伸，往往会在怀孕期间加剧，这很容易从怀孕女性通常的坐立姿势中看出来。这样的姿势通常会导致慢性背痛和全身疲劳的发生，而通过上亚历山大技巧课学习，你可以免遭很多类似的病痛。

除了在身体层面有所帮助，亚历山大技巧在一些不太明显但同样重要的问题上也能发挥作用，即在怀孕期间、生产中以及生产后帮助建立意识和做出明智的选择。然而，在西方社会里，许多这些非常私人的决定常常被理所当然地从父母手中夺走了。亚历山大认为，他的技巧根本在于使人们能在生活中做出真正的选择，而在怀孕和生产这样异常重要的时期，是有如此多重要的决定要做。

同样重要的还有，要认识到每位女性在怀孕，尤其是分娩期间可能有非常不同的体验，很少有你能遵循的定则来达到"完美生产"。秘诀就是准备好应对任何情况，因为自然的力量是非常强大而又不可预知的。一旦过程开始了，顺其自然比与之作对要容易得多。

怀孕

一些助产士说，通常，他们通过观察准妈妈的一般态度，就能预测分娩困难还是容易。准妈妈越轻松自在，分娩过程越有可能简单。在怀孕期间或怀孕前学习亚历山大技巧课，你将会在身体上和心理上更有准备，以应对人生中最不可思议的体验之一。如果你确实感到焦虑或紧张，你会发现亚历山大技巧能极大程度地帮你放下对生育和对成为母亲的恐惧担忧。你在生理和情感上对你身体的意识的提高，意识到你的身体正在自然地经历着巨大而迅速的变化，这有助于亚历山大技巧意图带来的改变过程发生。在生命的这段时期，你会比其他任何时候都更容易了解并改掉坏习惯。

你尚未出世的宝宝的体重，加上胎盘和羊水（包围着生长中的胎儿的保护性液体）的重量，将会达到约5.5千克（12磅），但总的体重可能增加至这个数字的二倍或三倍。情况因人而异，但是怀孕期间体重的平均增长在12.5千克（27.5磅）左右。

> 亚历山大认为，他的技巧根本在于使人们能在生活中
> 做出真正的选择，而在怀孕和生产这样异常重要的时期，
> 是有如此多重要的决定要做。

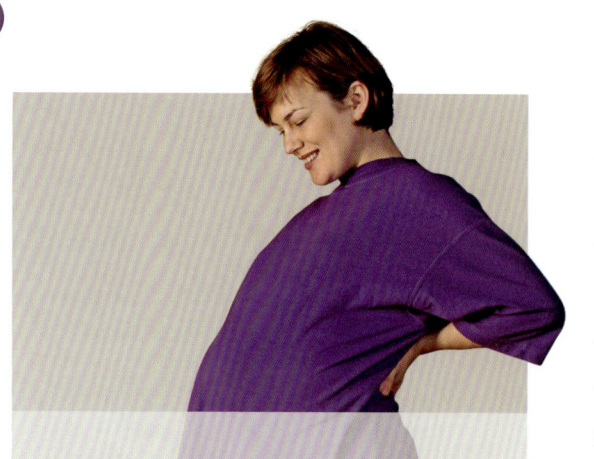

背痛十分常见，尤其是在孕期的最后几个月。随着胎儿长大，身体前侧重量更多，许多女性让身体后仰来平衡前面的重量，这会让骨盆前倾，腰椎前凸。背部的过度紧张造成错误的感官知觉，让她们以为自己站直了。

显然，这会对你移动和坐立的姿势产生巨大影响。由于你的身体承受额外的压力，你的无意识习惯往往在孕期会更加明显。

上述状况的一个常见案例，就是孕妇在站立时会倾向于背部向后仰。他们往往注意不到自己正反弓着背，把臀部向前顶，而这会不可避免地导致不平衡和紧张，影响到整个身体。子宫重量的增加会使这种习惯更趋严重，导致脊柱下部受到挤压，增加了患严重背痛的可能性。这种脊柱前凸在我们西方社会太常见了，许多女性在孕期都患有不该有的慢性背痛。

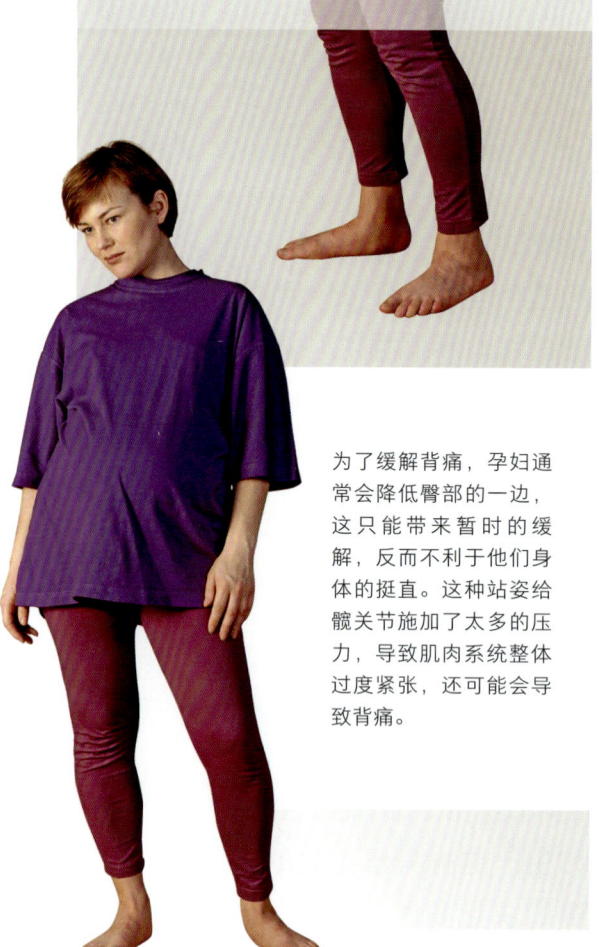

为了缓解背痛，孕妇通常会降低臀部的一边，这只能带来暂时的缓解，反而不利于他们身体的挺直。这种站姿给髋关节施加了太多的压力，导致肌肉系统整体过度紧张，还可能会导致背痛。

即使休息时，许多孕妇也会瘫坐着，这愈发加重了背痛。疼痛时，她们更有可能绷紧自己的肌肉，而这会影响胎儿的活动。这位孕妇坐在椅子上身体后仰，试图让自己更舒服些，但是这种姿势无法让她的脊柱起到支撑身体的作用。她还在把脖子向前伸，造成颈部肌肉的紧张。

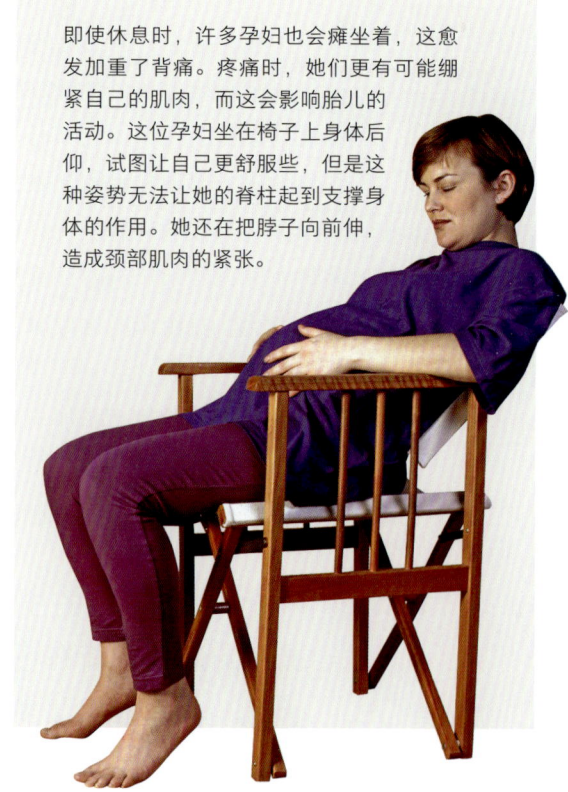

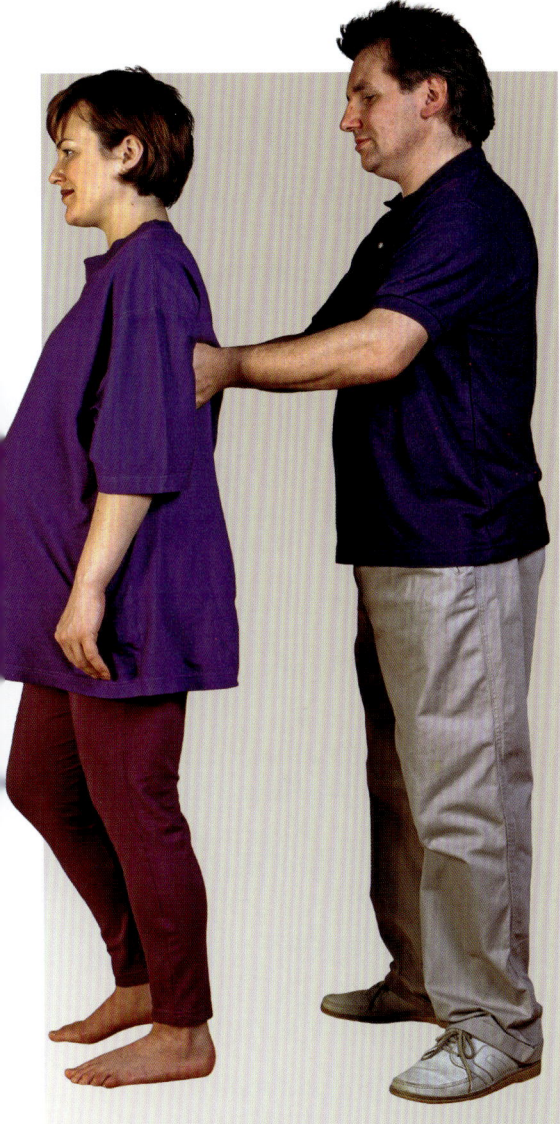

亚历山大技巧课会帮助你以不同的方式行动，让你在孕期尽可能地感到舒适。图中，老师正在帮助这位孕妇伸长并扩展她的背部，使得肌肉不必过度劳累。这让她感到身体轻盈，行动更为轻松。

随着宝宝越长越大，你的身体的整体平衡和重心都在不断调整。有了亚历山大课老师的帮助，你将能够调整你的身体以适应增加的重量，从而让你身体承受的压力最小化。图中，老师正在帮助这位孕妇伸长身体正面的肌肉，从而让她的脊柱变得更直，因此能更加挺直以支撑头部的重量。

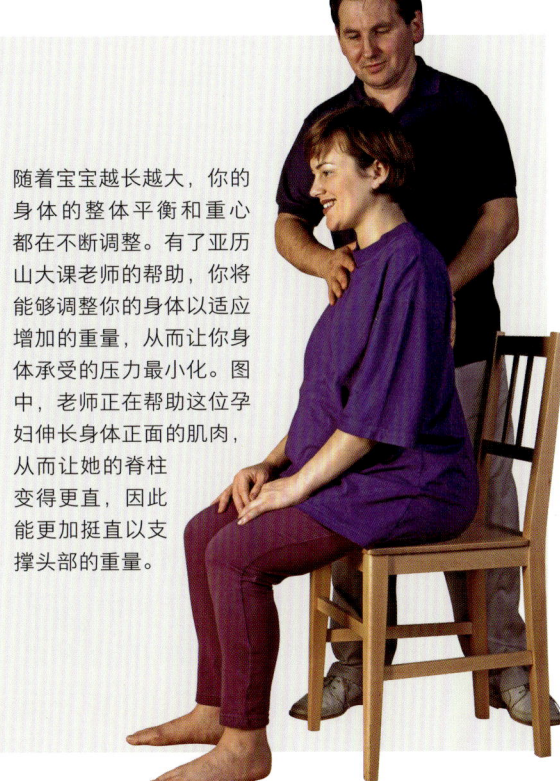

发育中的胎儿带来的额外重量，使身体正面的许多肌肉都承受了更多的压力，导致它们缩短，往往造成一种"往下拉"的感觉。为了对抗这种感觉，许多孕妇倾向于弯曲腰部，结果导致整个身体失去平衡。在课程中，你会学到如何释放这种肌肉紧张，并感受到正面和背部肌肉的伸长与放松。当你的脊柱伸长，你甚至会长高一些，并且变得更强壮，有助于你以更少的力气来支撑你的宝宝。数次课后，这些肌肉将会更有效地支撑发育中的子宫的额外重量，给你更多的轻盈感和放松感。你进行日常活动时体验到的舒适度的增加，会带给你更多的幸福感，这会帮助你应对孕期发生的心理和情感上的巨大变化。

休息姿势

怀孕期间你有必要尽可能多地休息，即使是在怀孕初期，因为这时通常有可能流产。刚开始的几个月，你会发现以第五章描述的半仰卧姿势躺下会很有帮助，因为这是身体的最佳休息姿势之一。这使得你的脊柱伸长，同时放松你过度紧张的肌肉。这会给你的宝宝更多的成长空间，并且帮助你呼吸得更深，从而能够增强平静感和满足感。不过，随着孕期的继续，你在以半仰卧姿势躺下时可以遵

更舒适的半仰卧方式

- 用一个软垫，而不是书本来支撑你的头部（确保软垫和书的厚度近似）。
- 躺在格外填充的衬垫上以提高舒适感（毯子或折叠的羽绒最好）。
- 把你的双腿放在椅子或沙发上（参见下图）。
- 或者，躺下时把你的腿竖在墙上。（要这样做，你应该仰卧着，臀部正好贴着墙，双腿也应该伸直贴在墙上——你也可以根据自己的意愿叉开双腿。）

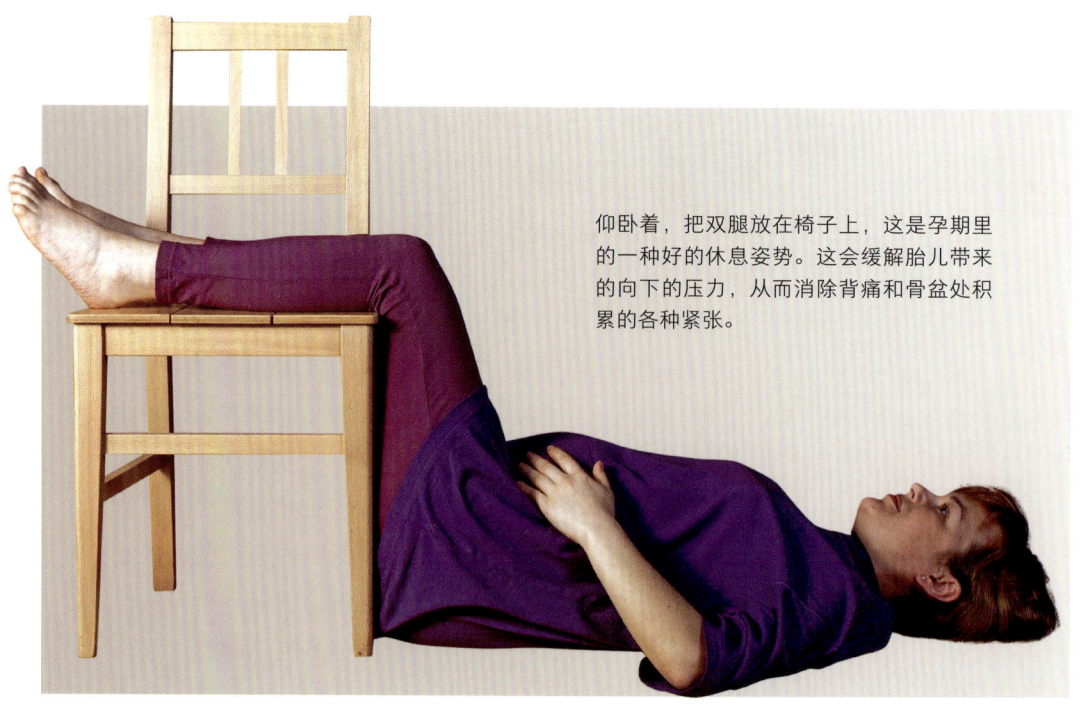

仰卧着，把双腿放在椅子上，这是孕期里的一种好的休息姿势。这会缓解胎儿带来的向下的压力，从而消除背痛和骨盆处积累的各种紧张。

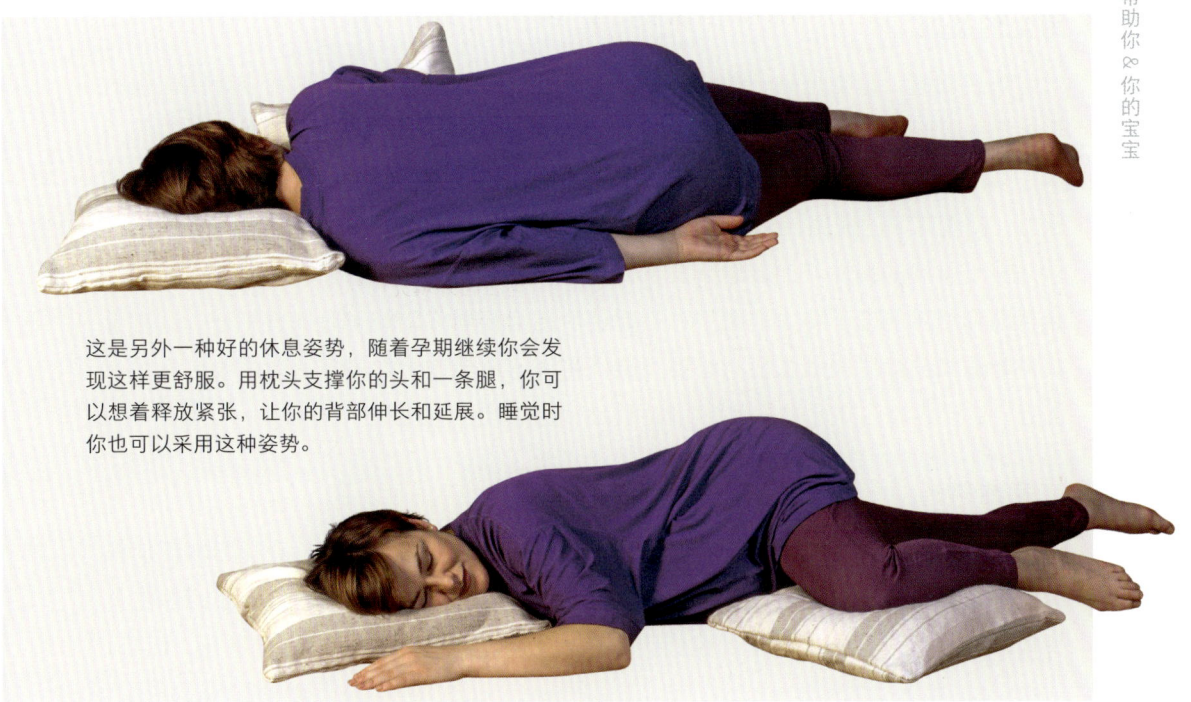

这是另外一种好的休息姿势，随着孕期继续你会发现这样更舒服。用枕头支撑你的头和一条腿，你可以想着释放紧张，让你的背部伸长和延展。睡觉时你也可以采用这种姿势。

循特定的步骤，以获得额外的舒适（参见对页）。

在怀孕的后期，可能到一个时刻你开始感到仰卧变得不舒服甚至疼痛。请**不要**坚持——这是身体在告诉你这样不再合适了。这个阶段，弯膝侧卧可能会有所帮助。如果在孕期的最后三个月采用半仰卧的姿势躺下，你的宝宝的重量有可能会压迫你的下腔静脉——将血液从腿部输送回心脏的一条主血管。有时，这会减少流入胎盘的血液，如果这种情况发生，你会感到晕厥或恶心，所以最好在最后三个月避免半仰卧姿势。**记住**：永远听从你的身体——它知道得最清楚。

身体是如何改变的

怀孕期间，还有另外两个重要的情况发生。一是孕激素和松弛素从胎盘释放，会自然造成身体中的结缔组织和韧带更有弹性。这让脊柱和骨盆的关节更加灵活，以为分娩做准备。二是身体组织中的流体含量大量增加，使得肌肉更加柔韧。由于这些变化，你的身体变得更加灵活，许多孕妇发现他们的身体比平常更柔软了（这也是比起在人生中的其他时期，亚历山大技巧课在孕期会发挥更大效用的另一个原因）。你还需要意识到由于身体系统的这些变化，你会更容易受伤，你需要加倍注意不给身体带来压力，尤其在工作和做剧烈运动时。

蹲坐的益处

怀孕期间，蹲坐是另一种能为分娩做准备练习的有用姿势。这种姿势能让你的骨盆最大限度地打开，向下的重力会有助于分娩，但是它在孕期还有其他好处。

如果你觉得全蹲难以做到，那么试试浅蹲，确保你在此过程中不会给身体过大压力。随着练习的进展，你很容易蹲得更深。

由于肌肉的弹性增加，你会发现你能更轻松地蹲下，你的亚历山大技巧老师也会帮助你尽可能毫不费力地蹲下和站起。他还会帮助你在蹲坐时保持平衡，这对于获得舒适和消除肌肉紧张很有必要。最好将练习蹲坐作为你日常活动中很自然的一部分，这样，当你分娩时，你将能够更轻松地保持这种姿势。

在家练习

大多数亚历山大技巧老师不支持特定的体育锻炼，因为它们只会让习惯更加根深蒂固。但是，自然的运动，如走路、跑步和游泳都很有益，因为它们会锻炼整个身体，而不仅仅是一些特定的肌肉。有许多产前运动可供你在家安全进行，而且，

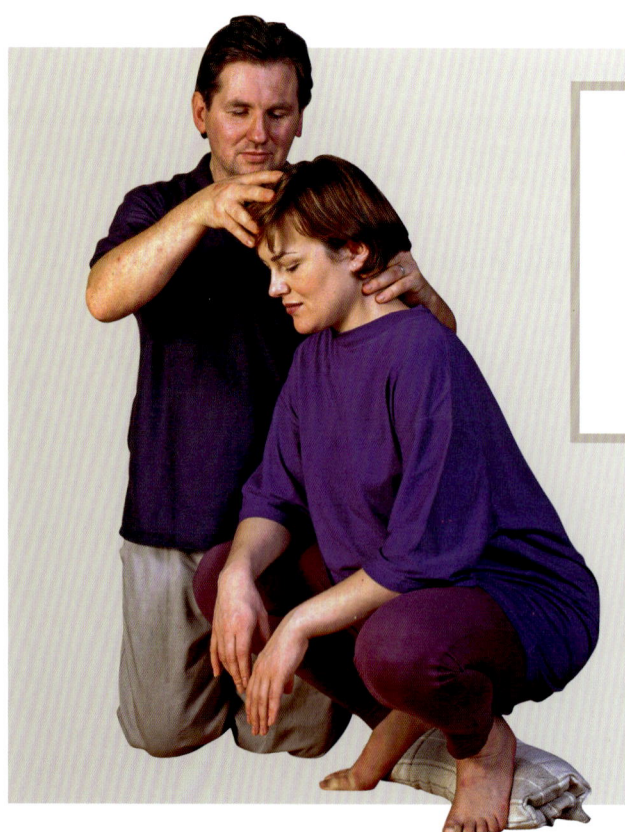

蹲坐的益处

- 它会放松你的髋关节，提高灵活性。
- 它有助于放松和打开你的盆底肌肉。
- 它能减轻宝宝向下的压力来缓解你的不适，尤其是在怀孕后期。
- 它帮助你更加自由轻松地呼吸。

你的亚历山大技巧老师会带你轻柔地做一些会有益于孕期和分娩的动作，如蹲坐，这样当你自己做的时候，不会使自己过度紧张。放一个软垫在脚后跟，你会发现它帮助你获得更好的平衡感。这位老师正在确保这位孕妇保持颈部的放松，以及头部保持伸向前上方，以使她的脊柱伸长。

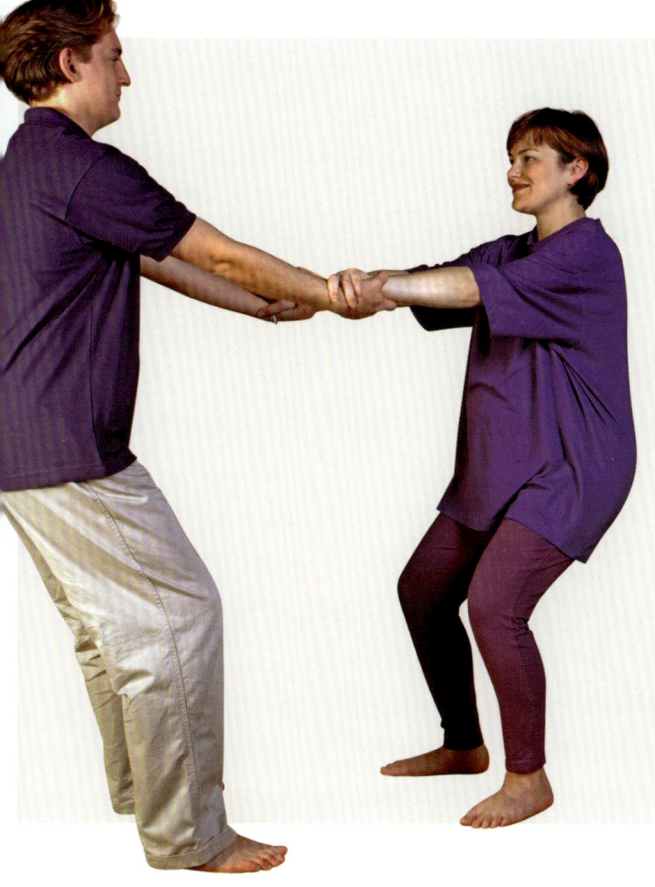

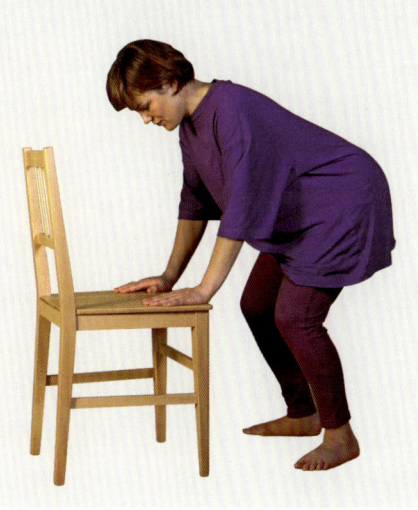

在孕期里,和你的同伴互相拉着手下蹲,或者借助椅子的支撑下蹲,有助于放松你的盆底肌肉。这些肌肉往往会在分娩期间撕裂,通过放松它们,你能最大限度地减少这种情况发生的概率。在分娩时蹲坐,也能帮助你更加轻松快速地完成生产。

在课程中,老师还会向你展示如何最充分地利用各种休息姿势,帮助你释放紧张和强化背部,以便你为分娩做好充分的准备。图中,老师正在帮助这位孕妇伸长她的整个脊柱,使其能够更有效地支撑她的身体重量。

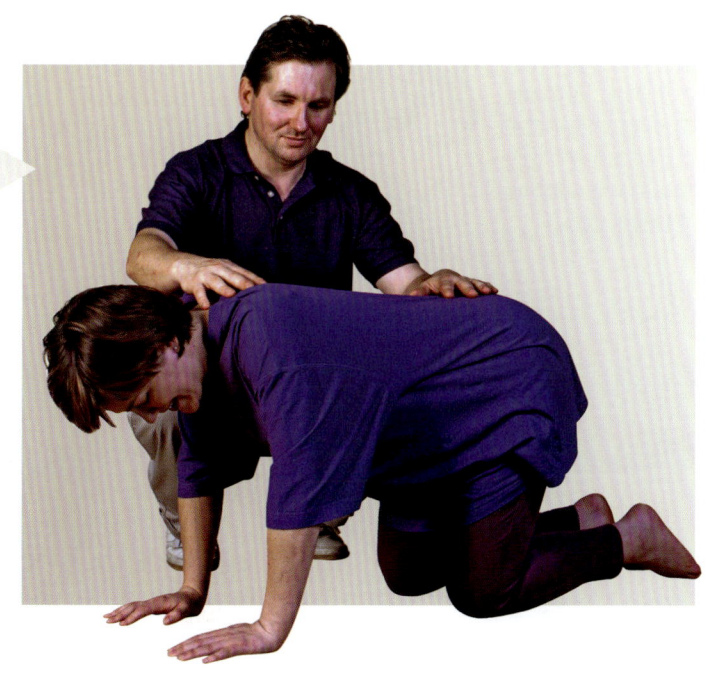

如果你在进行这些锻炼时能运用你的引导并且释放紧张，那么它远比你强制拉伸肌肉有效得多。

呼吸

亚历山大技巧的再教育在此有无可估量的益处。有许多观点和理论谈到怀孕和分娩期间应当采用的各种呼吸技巧，虽然有些可能对分娩中的某些情况有帮助，但大多数都会干扰正常的呼吸进程。为了在怀孕和分娩期间帮助你的身体，你能做的主要事情就是更好地意识到自己的呼吸，并且让自己在开始下一次呼吸前先完成上一次呼吸。令人惊讶的是，许多成年人都已经忘记了如何自由地呼吸：在焦虑和紧张时猛吸气或屏住呼吸的习惯十分常见。

在怀孕期间练习"轻声说'啊'"很有帮助，这在第四章已经详述过（参见第57页）。放松下颌和其他面部肌肉，发出"啊"声，也会有很多益处。秘诀在于重点注意呼气，因为呼气决定了吸气。每天像这样呼吸几分钟是个好主意，这样当你开始分娩时，你会对它很熟悉，从而不用过于集中精力就能完成这种呼吸。

你必须记住你在为两个人呼吸（有可能更多！），为了应对这一点，你的呼吸模式会有所改变。你腹中正在长大的宝宝会逐渐占据越来越多的空间，给你的肺和其他器官运转的空间越来越少。这会导致你提高自己呼吸的频率，你会发现自己在做

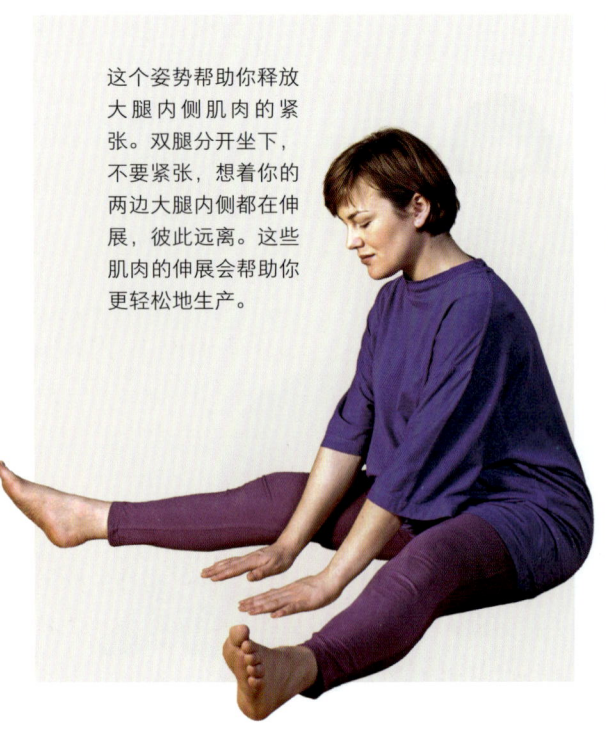

这个姿势帮助你释放大腿内侧肌肉的紧张。双腿分开坐下，不要紧张，想着你的两边大腿内侧都在伸展，彼此远离。这些肌肉的伸展会帮助你更轻松地生产。

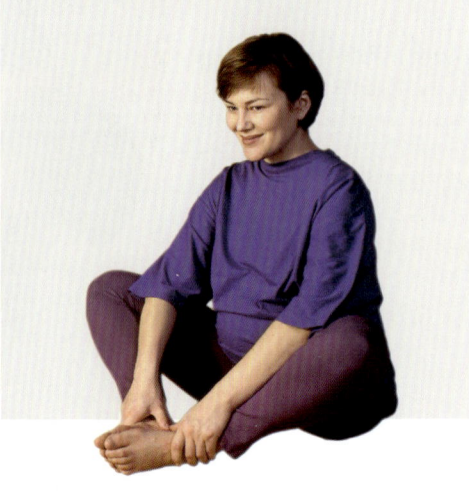

这是另一种帮助放松盆底肌肉的常见姿势。注意不要强迫你的双腿分开，相反，你可以想着两腿放松彼此远离，这也会拉伸大腿内侧。如果你将两脚脚掌并拢，有助于你更有效地放松大腿内侧的肌肉。确保你以这种姿势坐下时没有驼背。

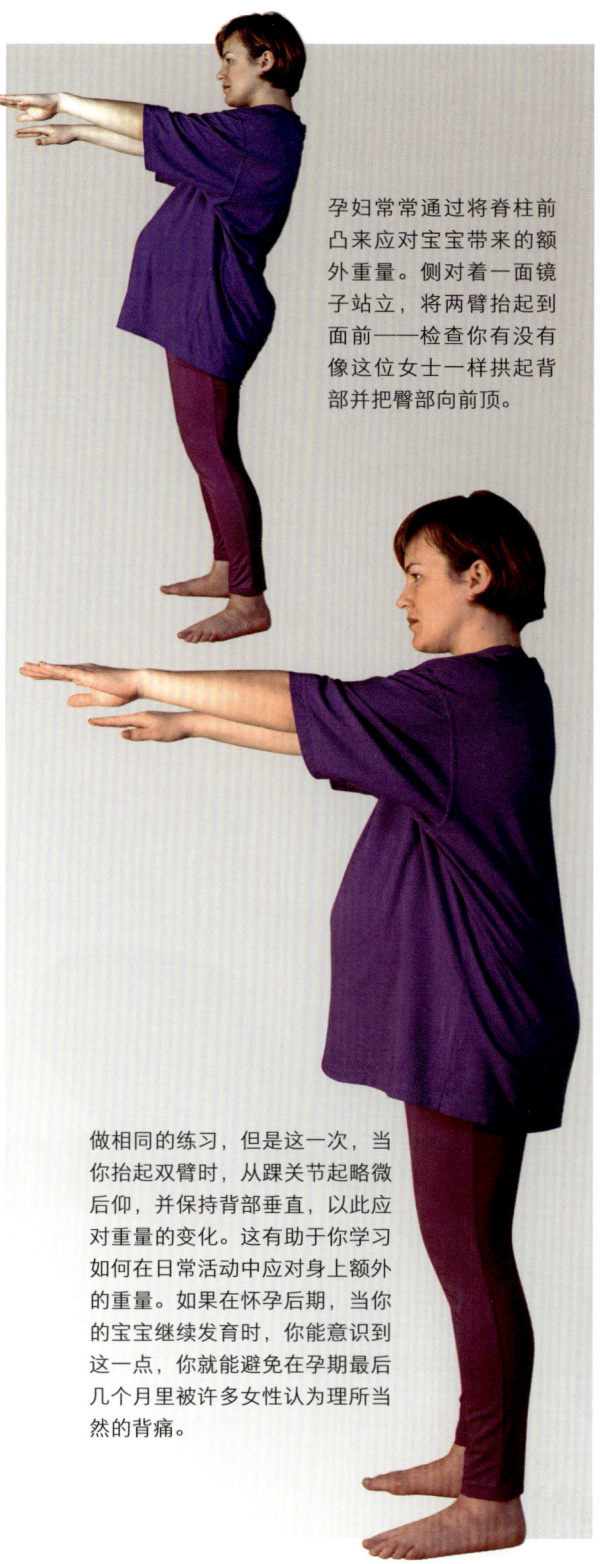

孕妇常常通过将脊柱前凸来应对宝宝带来的额外重量。侧对着一面镜子站立，将两臂抬起到面前——检查你有没有像这位女士一样拱起背部并把臀部向前顶。

做相同的练习，但是这一次，当你抬起双臂时，从踝关节起略微后仰，并保持背部垂直，以此应对重量的变化。这有助于你学习如何在日常活动中应对身上额外的重量。如果在怀孕后期，当你的宝宝继续发育时，你能意识到这一点，你就能避免在孕期最后几个月里被许多女性认为理所当然的背痛。

爬楼梯这样的活动时更容易气喘吁吁。试着意识到你的呼吸，同时让吸入的气向下向外扩展，从而不费力地吸进最大量的空气。重要的是，不急于完成任何一种呼吸技巧，因为这会有害地干扰你的呼吸本身，所以，首先就要消灭练习这些技能的意图。

做出选择

关于在家中还是在医院生产能提供更安全的环境，有很多争论，但是说到底，这是你的生产，所以应当由你做决定。拥有做出最适合你的选择的自由，是亚历山大技巧的一个核心。当你知道自己怀孕后，你首先要做的决定之一就是在医院还是在家生宝宝，但是无论你的决定如何，都不要忘记你永远有权利改变自己的主意，即使是在最后关头。对母亲而言，生命中最美妙动人的经历之一，就是孕育一个孩子；对父亲而言，则是看到自己的孩子出生。但是，如果你没有准备好，有些时候，那会成为一次很可怕的经历。所以，至关重要的是，你要在开始分娩前做出决定，因为这往往会让一切变得完全不同。

不论是在医院还是在家中生产，都有一点很重要，就是在你开始分娩之前有一份你已决定的生产计划。确保生产时在场的每个人都知道你的意愿——在你分娩时最不希望的就是和助产士或者医生的交流令你懊恼，让你要在两次宫缩之间试图和他们沟通你想要或者不想要怎样！两种不同的环境——医院和家里会带给妈妈和宝宝极为不同的经历，每种自有其利弊。你有许多书可以参考，以做出明智的选择——但是记住，你永远应该选择最适合你的。

你可能会想，上述这些问题似乎和亚历山大技巧没有什么关系，但是在我看来，妈妈是否有意识地做出了明智的选择，会干扰生产的自然过程。不干扰自然过程、增强意识、进行自由选择，这些原则都是亚历山大技巧的核心。

生产

这往往是怀孕期间最不可预料的部分，因为没有任何两次分娩是相同的——即使对同一个女人而言。秘诀就是尽可能地做好准备而不做任何揣测。这听起来好像自相矛盾，但是在二者之间有微妙的差别。

随着生产的进行，你可能会发现你很难在脑中回忆起你在亚历山大技巧课上的所学，关于抑制、想象引导，还有释放紧张，但是不要担心，因为你在孕期所做的准备现在就要派上用场了。你的身体会在很深的直觉层面记住该做什么，你需要做的，只不过是不要有意识地干扰眼下正在进行的这个强有力的过程。你必须忘记周围的所有人，保证你没有在试图取悦除你自己之外的任何人，即使有时这会违背你生平有关礼貌和自私的习惯与教养。

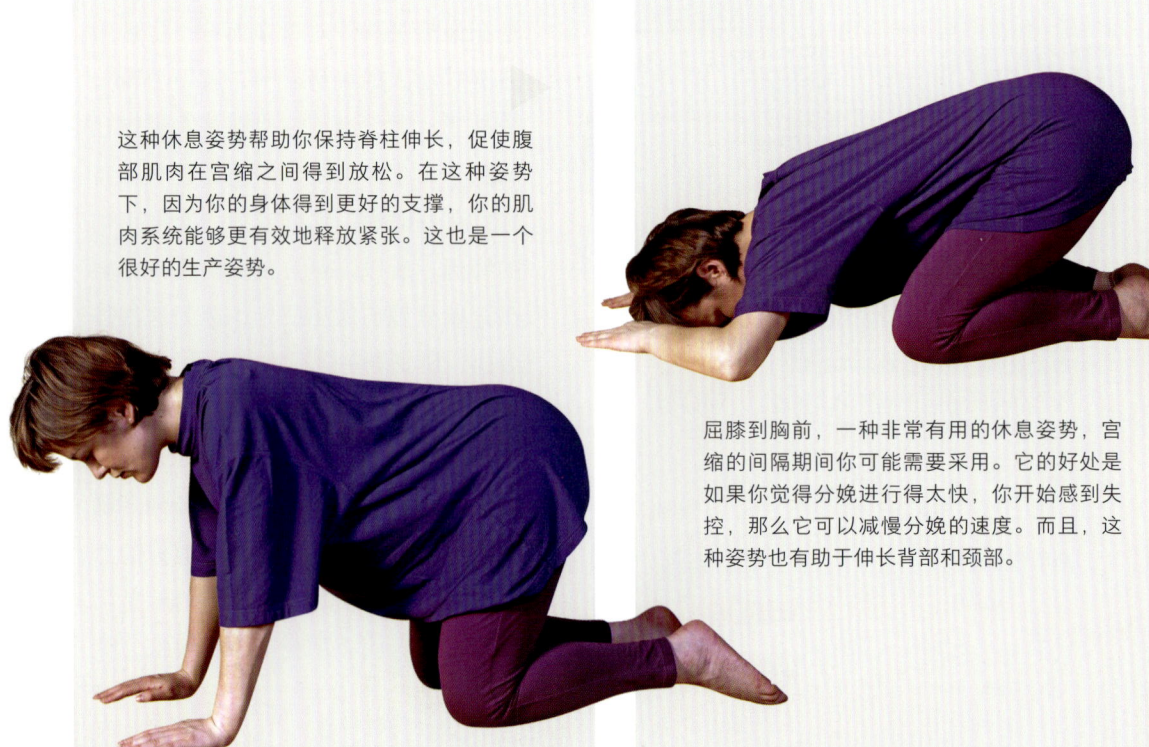

这种休息姿势帮助你保持脊柱伸长，促使腹部肌肉在宫缩之间得到放松。在这种姿势下，因为你的身体得到更好的支撑，你的肌肉系统能够更有效地释放紧张。这也是一个很好的生产姿势。

屈膝到胸前，一种非常有用的休息姿势，宫缩的间隔期间你可能需要采用。它的好处是如果你觉得分娩进行得太快，你开始感到失控，那么它可以减慢分娩的速度。而且，这种姿势也有助于伸长背部和颈部。

有许多书和许多人（包括有资格的和不够格的）会给你提出相冲突的建议，即便听从其中的一些可能很重要，但关键是你要根据你自己强大的本能和直觉，做出自我有意识的选择，抉择你想要的分娩类型。和对其他事情一样，人们倾向于给出建议，而对原本完全自然的过程做出不必要的干预。虽然令人安心的是，知道某些药物和手术能确保母亲和孩子的平安，但是也应意识到，同样的药物和手术有时会在生产中导致并发症。

分娩

应对分娩的最佳方式就是相信过程，试着忘掉有关它应当如何进行的所有预设观念。在某些情况下，甚至生产计划也要抛到脑后。你只要尽你所能把握好呼吸就行。

第一阶段

这个阶段通常以有规律的宫缩或者羊水破裂开始，以子宫颈完全张开结束。很难预测它要持续多久，将会有多难受。它可能只需要两三个小时，也可能持续超过

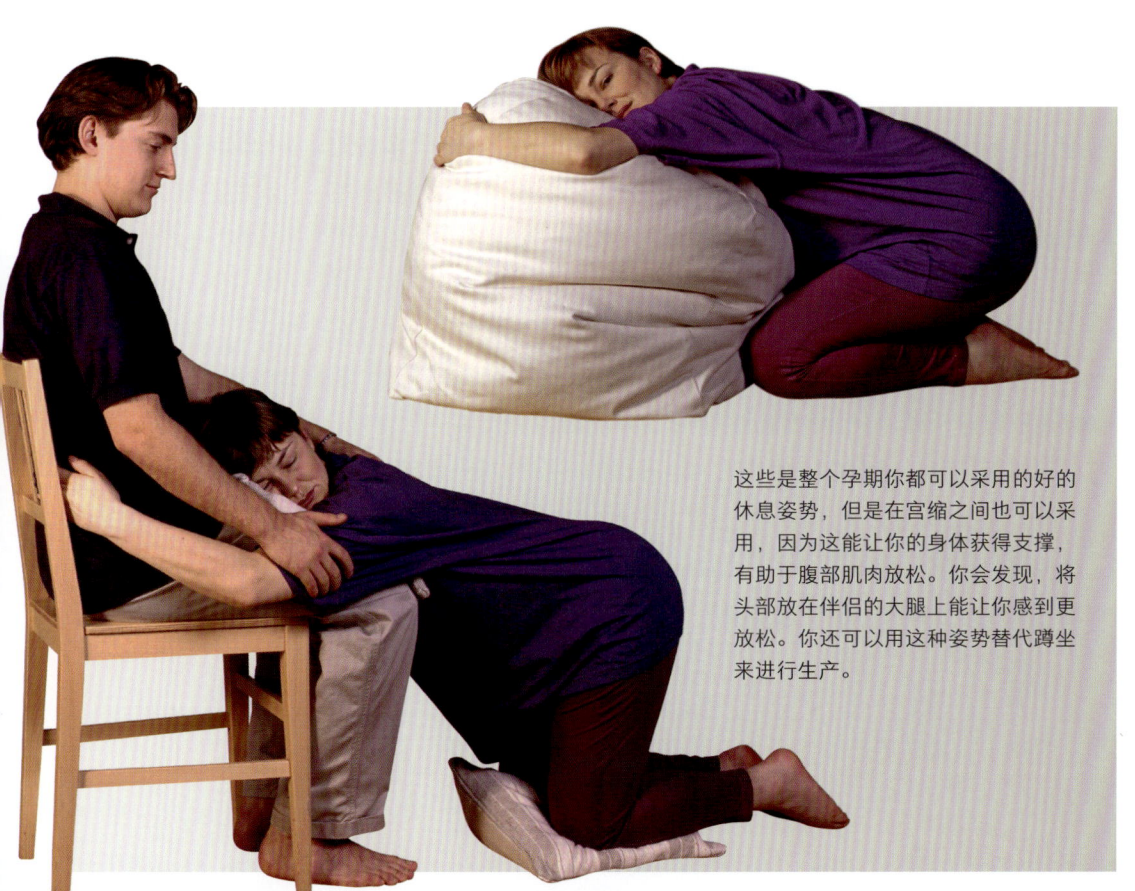

这些是整个孕期你都可以采用的好的休息姿势，但是在宫缩之间也可以采用，因为这能让你的身体获得支撑，有助于腹部肌肉放松。你会发现，将头部放在伴侣的大腿上能让你感到更放松。你还可以用这种姿势替代蹲坐来进行生产。

一天时间。

在第一阶段，你的宫缩通常以缓慢的节奏开始，然后逐渐增强到非常剧烈的地步，造成不适和疼痛。你往往会紧张地对抗这些宫缩，而不是顺其自然。我们会自然地将疼痛和哪里出了问题联系起来，但是，此时正是这个规则的例外。值得记住的是，这种情况下，疼痛完全是自然的。它是积极的，是你带宝宝来到这个世界的过程的一部分。你越配合宫缩的发生，而非与之作对，你的生产就会越容易。

在分娩的第一个阶段，重要的是找到一种适合你的舒服的姿势，许多女性会本能地选择站起来或者四处走动——他们往往会靠着或者抓着一个近便的物体，或者她们的伴侣。当你直起身子，向下的重力会帮助你的宝宝下降，刺激宫缩和子宫颈的张开。有时候你会需要休息，坐在矮凳或者椅子边缘，两腿分开身体前倾，会让你感到很舒服。这也有助于伸长脊柱，给你的身体带来额外的支撑，即便你此时意识不到。有些女性会发现，坐在马桶上也是很舒服的姿势。

在持续时间很长的分娩过程中，有些时候你可能想要休息，那么一些时候侧躺着，用垫子支撑你的腿和头部，这样的姿势则很合适（参见第 109 页）。在这个阶段，蹲坐也很有用，尤其当分娩拖延很久时，它能加速宫缩。在分娩期间，仰卧可能是最不好的姿势之一，它会阻碍生产进程，因为这种姿势使得宫缩需要沿着产道水平地推动婴儿，而不是在重力的协助下向下推动。这可能会延长分娩的时间，或许还会造成撕裂，还有可能让你在第二个阶段感到筋疲力尽而难以用力。另外危险的是，婴儿可能会对某条大血管施加压力，限制血液的流动。事实上，许多医院让孕妇仰卧生产的原因是，这让医生和助产士更容易预估分娩的进程。孕妇需要躺下，也可能是因为她们被注射了催产素和无痛分娩滴液，或者她们被连到了监测宫缩和宝宝心跳的设备上。

过渡

在第一和第二阶段之间通常有一段明确的过渡期。这期间你的宫缩可能最为强烈，往往有一种要失控的感觉——你的举动会疯狂莫测。你可能会发现你想要放弃，或者愿意不计一切地让疼痛消失。也有可能宫缩会有一段平静期，让你能稍事休息。在这种关头，你在亚历山大技巧课上学到的东西，应当能够帮助你在此情形下尽可能地保持冷静。你的身体应当已经学会了如何放松并释放不必要的紧张，它会本能地记起应该怎样做，即使此刻亚历山大技巧是你最不可能想到的东西。

第二阶段

这个阶段开始于子宫颈完全张开，结束于孩子出生，它可能持续几分钟到几小时不等。

在这个阶段，蹲坐是可采取的最有用的姿势之一，毕竟，自从人类出现在地球上以来，妇女们有可能一直是用这种姿势生产。例如，在物资相对匮乏的社会，类似印度或非洲，蹲坐是一种日常的活动，所以在生孩子时她们自然地会采用这种姿势。在西方社会，很多女性自己往下蹲会很吃力。你可能需要你的伴侣或助产士的帮助（如图所示），或者同时需要二者。如果你已经在怀孕

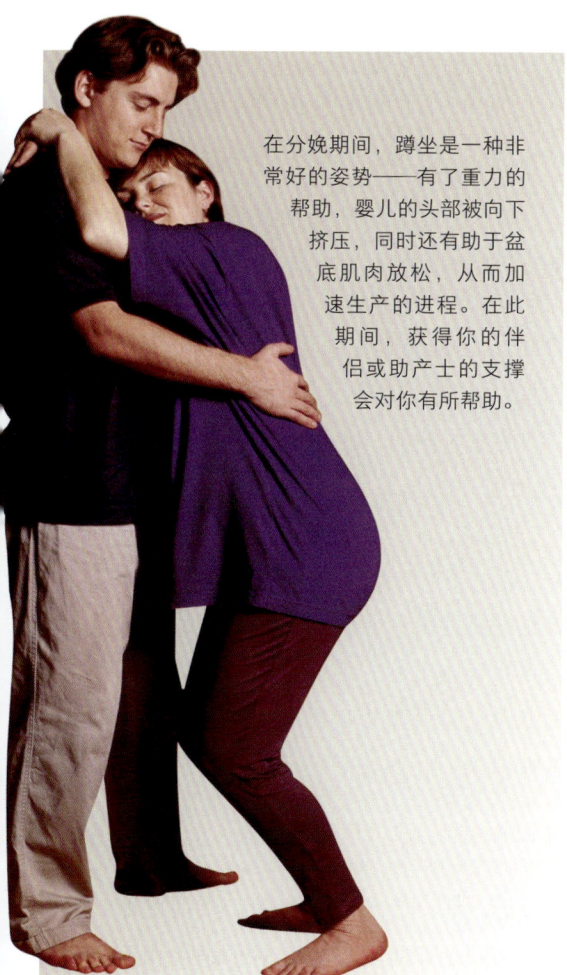

在分娩期间，蹲坐是一种非常好的姿势——有了重力的帮助，婴儿的头部被向下挤压，同时还有助于盆底肌肉放松，从而加速生产的进程。在此期间，获得你的伴侣或助产士的支撑会对你有所帮助。

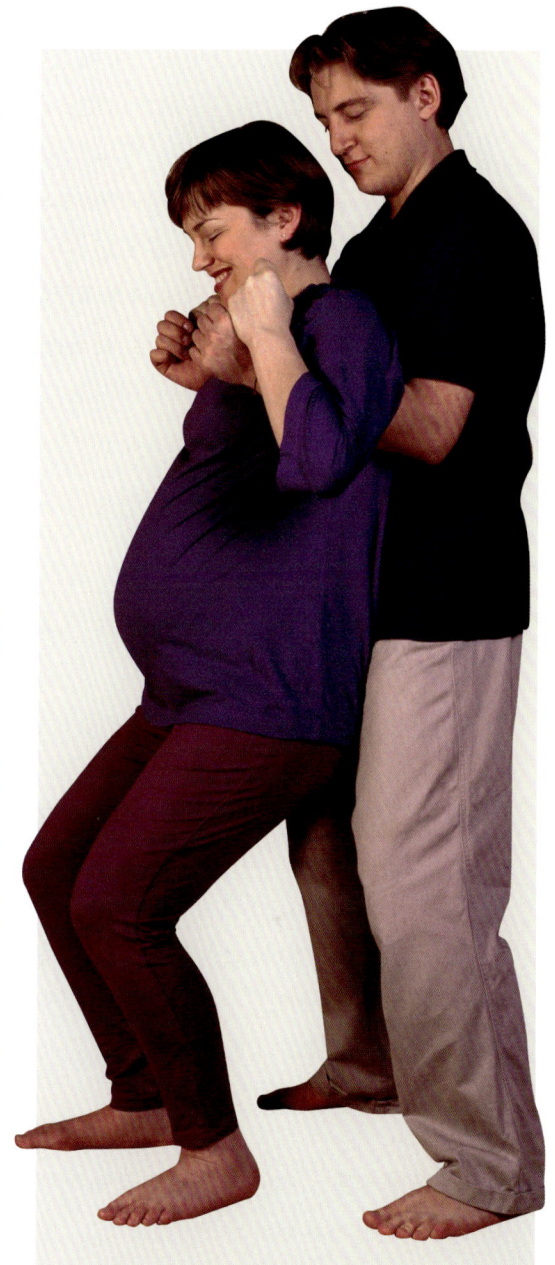

在分娩的第二阶段，从背后获得支撑效果显著：这位女士得以站立而又不用给自己的肌肉太多压力，她越放松，对分娩就越有益。这也是一个理想的临产姿势，因为婴儿再次在重力的帮助下自产道中往下降。

期间习惯了蹲坐，那么你会更乐意采用这种非常有益的姿势。当你蹲坐时，不仅你的重力会帮助宝宝出来，而且骨盆出口也比采用其他姿势时宽至多 2 厘米（3/4 英寸）。

当宝宝的头部开始可见后，可以采取另一种有用的姿势，即跪着向前俯在椅子上，或者四肢着地趴着——这两种姿势都能让宝宝用更久的时间出来。虽然此时你可能想尽快结束分娩，但采用上述姿势实际上会降低撕裂的风险，避免这种令人惊慌的情形发生——有时，如果宝宝的身体出来得太快，就会发生撕裂。这个时候，关键是不要紧张，而是顺应你的呼吸：有些女性本能地想尖叫或者大喊。实际上这会有助于生产的过程，因为它迫使腹部用力。

第三阶段

这一阶段从宝宝出生的那一刻开始，结束于胎盘排出。如果通过使用子宫收缩剂（Syntometrine）人工加速了这个过程（这在西方的医院极为普遍），那么当医生和助产士拿出分离的胎盘时，你最好躺下。如果用了药物，脐带必须立即被夹住并剪断。如果你选择更加自然的方法，那么你最好立刻给宝宝哺乳，因为这会加速子宫的收缩，从而自然地排出胎盘。一个有趣的事实是，脐带的长度往往足够其在第一次哺乳时仍然相连。

不过，要知道有些宝宝不喜欢马上被哺乳，而且不应该强迫它们。你以后有大把的时间来迎接你的宝宝，但是在它出生几分钟后的胎盘排出期间，你可以选择一个适合自己的姿势。你也许更喜欢站着，这样重力会再次相助，让胎盘自然掉出。当脐带停止搏动，你的宝宝就会自主呼吸，这时就可以按部就班地夹住并剪断脐带，你的宝宝也不会因为第一次呼吸而被迫喘气。即使在分娩时，应用亚历山大技巧的抑制原则也有助益，而不是赶进度，那可能导致出现并发症。

喂养

说到喂养宝宝的问题，你的身体确切地知道需要提供什么，你自己的乳汁的结构和成分是为喂养婴儿而完美设计的。哺乳会激活身体里的一系列反射：在新生儿出生后早早把它抱到胸前实际上有助于预防大出血，因为婴儿吮吸的动作会造成子宫收缩，降低血流量。这么做还有助于建立妈妈和孩子间的亲密关系，同时，母乳中所含的抗体有助于增强孩子的免疫系统。

只是在近些年来，用奶瓶喂奶才越来越盛行，一部分原因是，许多女性不得不在生完宝宝后的几个星期内就回归工作岗位。最近，在一个产后课程上，我惊讶地得知一半以上的妈妈在宝宝还不满六周时就已经回归全职工作了。这对于妈妈和孩子有严重的负面影响,因为他们的自然本能被忽视了,而且大多数回归工作的妈妈都谈到,他们的宝宝经常哭闹,而且不愿意受到抚慰,这给她们和丈夫的关系也带来了巨大的压力。上述状况呈现出如今许多人似乎都欣然接受的"结果获取型"态度。

哺乳还能节省新手妈妈许多宝贵的时间,让她们不必花费大量时间为瓶喂而准备、清洗和消毒。另外,由于母乳随时都有,你的宝宝不需要等待——要是老哭着叫着要吃奶,会让妈妈和孩子都倍感压力。

关于喂养,最重要的事情是,妈妈要在做决定前暂停片刻(抑制),而不是不加分辨地跟从当下的潮流。虽然某些情况下,妈妈出于医学上的原因无法进行哺乳,但如果她能够选择的话,她应该相信自己的直觉,选择她认为对自己和孩子最好的做法。

找到舒适感

找到一种舒适的姿势来给你的宝宝哺乳,这很重要,因为每次哺乳可能要持续

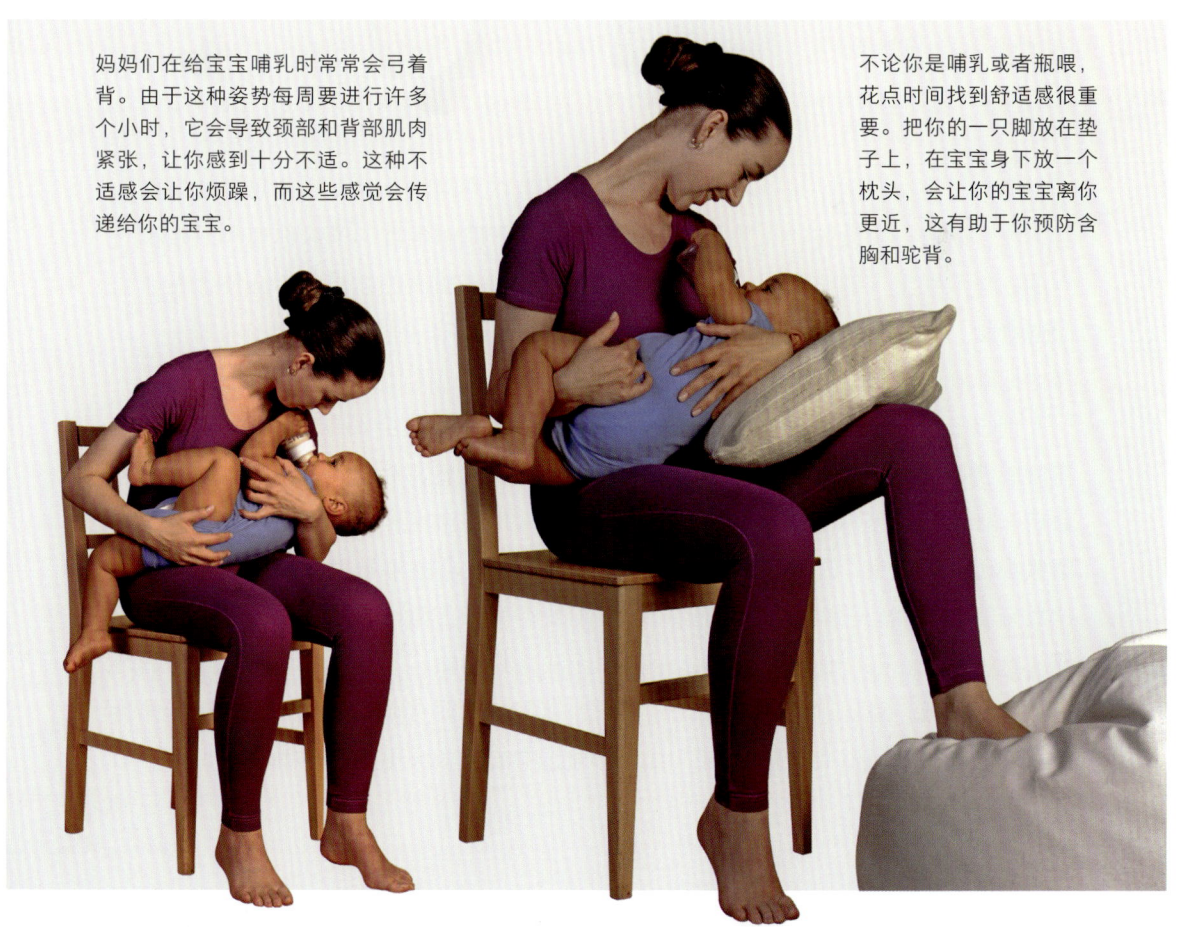

妈妈们在给宝宝哺乳时常常会弓着背。由于这种姿势每周要进行许多个小时,它会导致颈部和背部肌肉紧张,让你感到十分不适。这种不适感会让你烦躁,而这些感觉会传递给你的宝宝。

不论你是哺乳或者瓶喂,花点时间找到舒适感很重要。把你的一只脚放在垫子上,在宝宝身下放一个枕头,会让你的宝宝离你更近,这有助于你预防含胸和驼背。

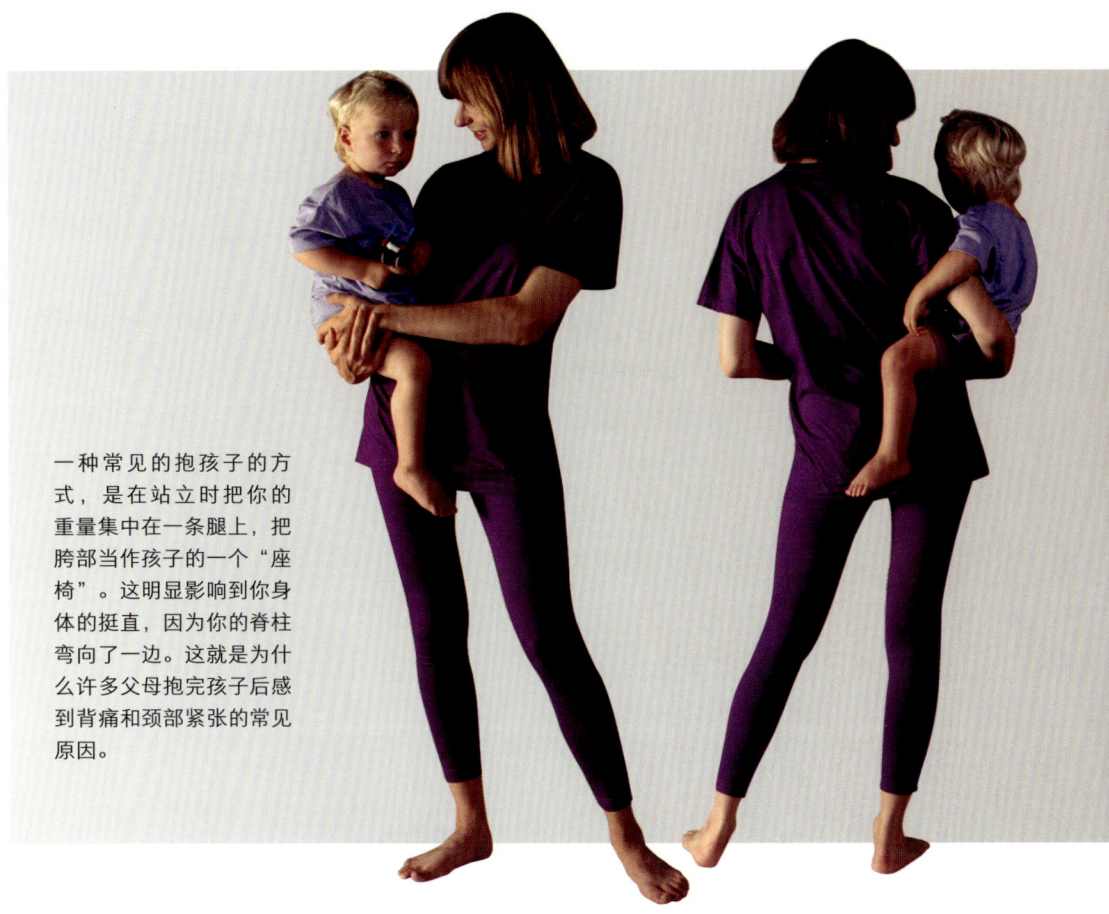

一种常见的抱孩子的方式，是在站立时把你的重量集中在一条腿上，把胯部当作孩子的一个"座椅"。这明显影响到你身体的挺直，因为你的脊柱弯向了一边。这就是为什么许多父母抱完孩子后感到背痛和颈部紧张的常见原因。

半小时甚至更久。侧卧是一种很好的姿势，因为它能同时让你得到休息。如果你坐着，在背后放一块鼓鼓的靠垫能给你带来支撑，帮助你坐直。确保你还有一个小一点的软垫放在宝宝的头下面，因为这会让你的宝宝更加靠近你，而不会使你在哺乳时弯着腰。如果把宝宝头枕的那只膝盖抬得较另一只膝盖高些，也能给你支撑——只需你把脚放在一个矮凳、一个豆袋坐垫，甚至一摞书上就行。

　　别忘了运用你的引导——想着伸长身体正面，舒展双肩会很有用，因为这会预防弯腰驼背以靠近宝宝的常见习惯，而这种习惯会引发肩、背和颈部疼痛。确保你旁边有一杯水，因为你可能会很渴。新手妈妈常常担心宝宝掉落，因而很紧张，这种紧张会传递给宝宝，造成宝宝焦躁不安。亚历山大技巧能够帮助你更敏锐地意识到这种紧张的出现。一旦你注意到自己的肌肉变得紧张，你可以想着放松肌肉来消除它。这种紧张，除非你意识到它，否则你无法将其消除。不良的哺乳和抱孩子的习惯很容易形成，亚历山大技巧能让你意识到它们，从而有益于你和宝宝。想着你抱孩子的方式，你自然会更加自信，因此你身体中的紧张会更少，你的宝宝也会自动做出相应的反馈。

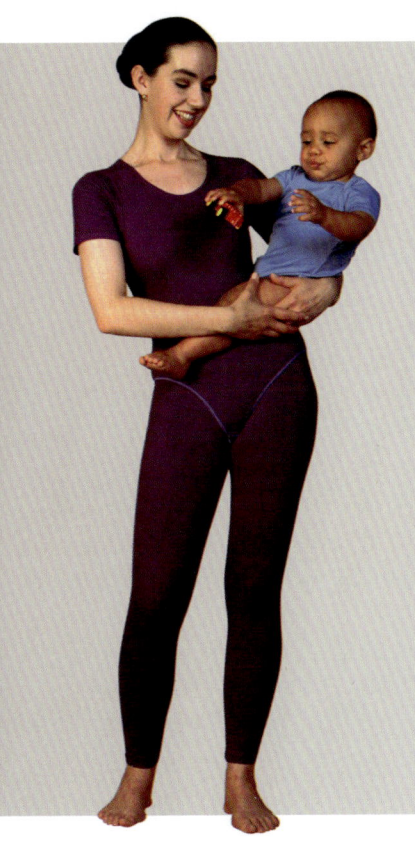

图中，你能清楚地看到孩子的全部重量都压在了妈妈的左胯上。为了抵消这额外的重量，她不得不调整自己的站姿。如果经常采用这种站姿，很可能导致她全身疼痛。

一种更佳的抱孩子的方式，是让你的体重均匀地分布在两脚上，用你的手臂当作孩子身下的吊兜以支撑它的体重。这样，你肌肉的紧张会更少，你的宝宝也会感到更安全。

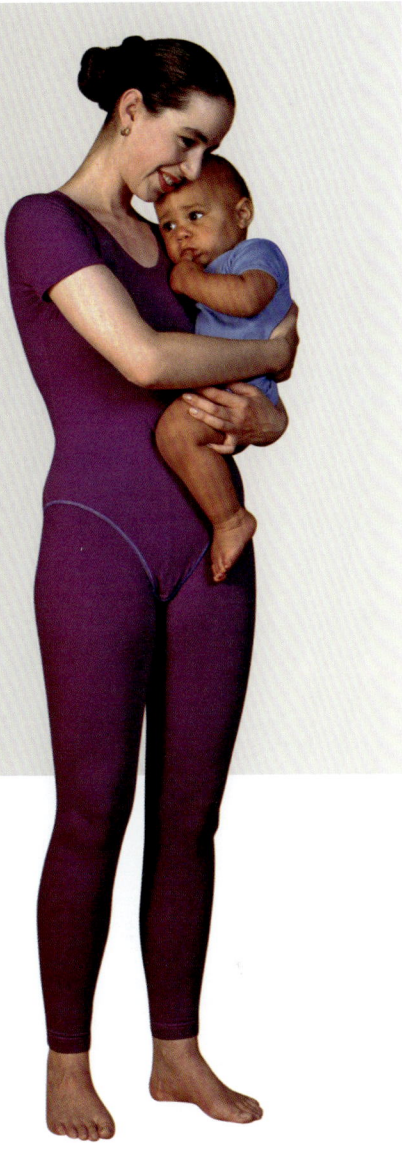

做好准备

孕期是你人生中最重要的时期之一，因为你从身体和情感上都在关照你体内的新生命。至关重要的是，你要皆尽可能地意识到这个正在发生的奇异过程，哪怕是在怀孕早期，因为这对你和未出生的宝宝都有益。照顾好自己和宝宝的最佳方式之一，就是上亚历山大技巧课，因为，这会帮助你准备好（不仅是身体上的，也是心理和情感上的）赋予另一个人以生命。尽管这可以说是一段非常快乐和激动人心的时期，但它也异常劳动身心，对你的身体、心理和情绪都有很高的要求。亚历山大技巧课会帮你大忙，让你得以更好地应对在孕期、分娩和初为人母时生活带给你的压力和紧张。

亚历山大技巧是一件非常强大的工具，它使父母在人生最重要的一段经历中能有更多的选择和更少的压力。释放紧张，有助于女性应对身体在孕期发生的剧烈变化，也有助于让孩子拥有一个创伤更少的人生开端。

从亚历山大技巧课中会得到什么

"除了那在你知识的晨曦中半梦半醒的东西外,
没有人能给你们启迪。
走在圣殿的阴影下,行在其追随者中的教师,
传授的不是他的智慧,而是他的信念和爱。
倘若他真的睿智,就不会令你们进入他智慧的殿堂,
而是指引你们跨越自己思想的门槛。"

卡里·纪伯伦(Kahlil Gibran)[①]

[①] 译文参考《先知》,[黎]卡里·纪伯伦著,林志豪、廖欣译,哈尔滨出版社,2008年10月。——译者注

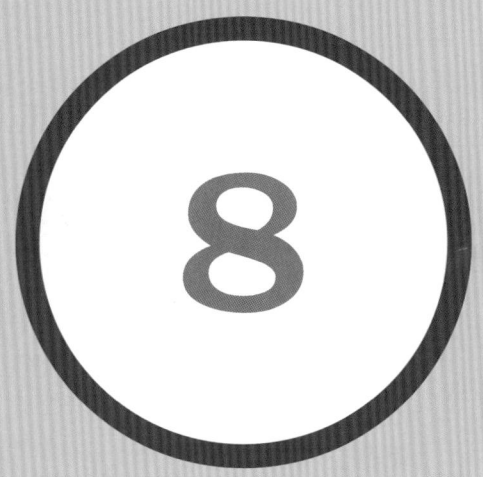

即便你能通过教材、团体班、系列课程和亚历山大自己的著作来学习关于亚历山大技巧的一切,练习它却是另一回事。你已经发现了,亚历山大技巧因人而异,这意味着一对一是目前为止最好的教学方式,它能教你如何在生活中运用亚历山大技巧。因为我们对自己身体的认知常常犯错,所以,需要一位亚历山大技巧老师来逐渐地指导你学做新动作。

例如,当你从椅子上起身时,你的头部会向前上方引导,以使脊柱伸长,营造一种轻盈感——这是亚历山大技巧的标志。多次重复相同的动作,你就能自己释放紧张,更好地掌控自己的身体。

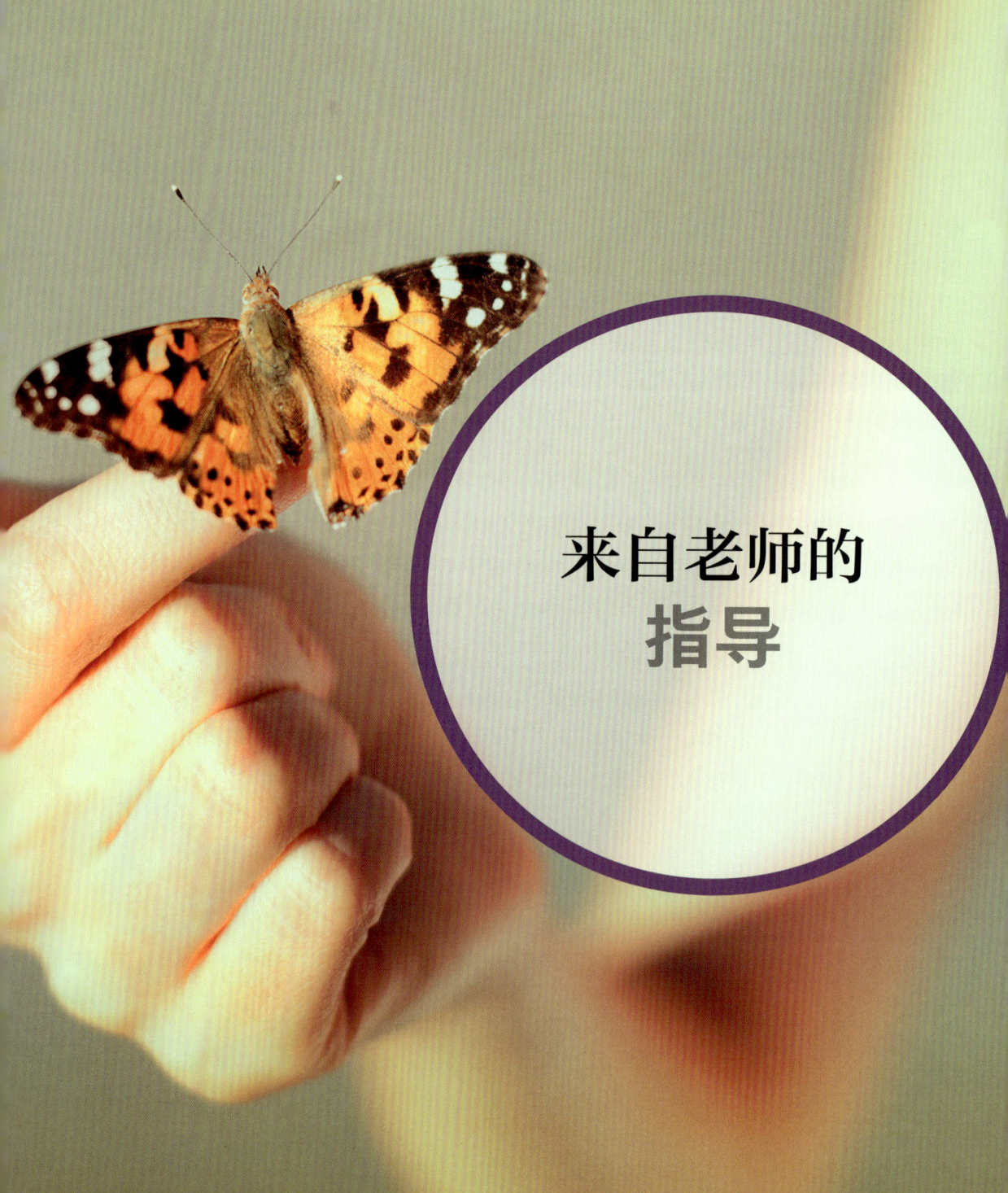

来自老师的
指导

虽然，最开始多人一起学习亚历山大技巧的原理和理念很有效果（比如，上晚课或者周末课程），但是这不能取代单人课程——从中更容易获得对亚历山大技巧更为深入的理解。我们每个人都是独一无二的，因而我们也会有独特的习惯有待自己了解并改正。

课时长短因老师而异，平均下来每节课时长在三十到四十五分钟之间。这是因为，要改变习惯，需要保持一定水平的注意力，而大多数学生只能保持这么久。每个人所需的课程数量迥然不同，取决于你的身体和情感习惯根深蒂固到什么地步，以及你希望从课程中得到什么。

一套基本课程有二十至三十个课时。开始的两三个星期，你会发现每周上两次课很好，但到后来，当你更加熟悉亚历山大技巧的原理后，你就能自己应用它，这时你可能只需要两到三周上一次课。课程的花费也会因人而异，但是一套完整课程的花费很少会超过许多人一次度假的开销。而且，课程的开支可能会分散在一年之中，这比学习开车或者汽车一年保养的开支要少得多，我们许多人都负担得起。我们不会怀疑为了让汽车良好运转而对其进行保养的正当性，但是对于我们自己的身体，我们却往往没能给予任何关注，直至损害发生。

根据你自己的要求，以及老师选择的传递信息的方式，亚历山大技巧课的内容会各有不同。如果老师不是你的朋友推荐的，那么你应该先上两三节不同老师的课，看看谁的最适合你。许多机构会提供有资质的教师名单。

由于每个老师的教学方式不同，下面我根据自己的经验描述一节亚历山大技巧课，作为一个大概的指南。

你的第一节课

你的第一节课或许会比之后的课稍长，有些老师会建议你预定一节连堂课。上课时，老师会问及你的总体健康状况，以及有没有任何病症，老师可能还想知道你为什么要来上课，以及你有什么期望。想从技巧中受益，你不必一定要有什么毛病，但如果你确实有，那么这时把它讲出来会有所帮助。例如，你感觉某次事故或创伤可能导致了你所受的疼痛或病症。有些老师还会花上几分钟谈一下技巧背后的原理和历史。

在此之后，老师会轻柔地移动你的四肢和头部，他（她）会要求你不要帮着移动，好检查你的身体有没有过度的肌肉紧张和不良习惯。无论你坐着、站着或者躺在治疗台上，都能完成上述检查。在第一节课的最后，老师会对你可能需要的课程次数和上课频率给出建议。

对于亚历山大技巧课，最难用言语说明的一方面是人的感受：亚历山大技巧的体验永远不可能借助书本或演讲来描述、传达。让身体各部分彼此协调运转，由此产生的轻盈和放松感是无与伦比的。它让许多人得以拥有已被遗忘的平静和合一感。有些人将这种感受描述为"云端漫步"，或者"所有的关节都像上了油"，其实这种感觉只不过是让你的身体自然本能地运转，而不让它受到如今几乎遍及西方社会的种种干扰。虽然每个个体的体验千差万别，但许多人都会将其描述为一种失重感，或者好像所有的担忧都在一瞬间从肩上飞走了。我的一位学生诗意地将其描述为"醉香槟"。在第一节课结束后，这种感觉可能只会持续很短的时间，但是随着后面课程的进行，它会持续得越来越久。

课程有何帮助

虽然你可以从书中读到亚历山大技巧的原则，但是要理解它究竟对你有何要求，最好的方式就是从上一套课程开始。师生之间第一手的体验很宝贵，它有助于查出你身体中的紧张，还会告诉你多年以来你养成了哪些不良习惯。亚历山大技巧课尤其有助于向你展示如何做下列事情：

- 释放身体中不必要的肌肉紧张，这有助于缓解或预防许多身体疾病，包括腰背痛、头痛和偏头痛、肩颈部问题及消化功能紊乱等。
- 更敏锐地意识到你的行为习惯模式，让你做出更合理的决定。
- 预防你的骨骼和关节过早不必要地劳损，这样能帮助你避免一些通常被视为年老引起的问题，如骨关节炎。
- 改善你的呼吸，有助于治疗哮喘等呼吸系统问题。
- 让你花费最少的力气完成动作，以保存你的精力。
- 重新发现你与生俱来的自然身姿和优雅动作，让你一生都能更轻松地行动。

后续的课

当你学会如何消除身体中多年以来积累的肌肉紧张之后，你就要开始学习各种有助于防止紧张再次出现的动作。你将重新学习如何行走、站立、坐和弯腰，让你的身体承受更小的压力。如果你是一位音乐人、一位运动员，或者从事会导致特殊问题的职业，老师会帮助你以不同的方式来完成相应的活动，使你能够重新调整动作，以消除疼痛或者改进自己的表现。

后面几页有讲解老师会采用的一些方式，来告诉你亚历山大技巧如何能在日常生活中帮到你。

一次"完整"的治疗

哲学家柏拉图（Plato）曾明智地提出，只治愈身体的局部而非人的整体是不可取的，整体包括身体、情感、精神和灵魂。那是两千多年前，但时至今日，我们仍然试图用药物和手术来治疗身体的特定部分，而任意忽视身体、心理和情感健康之间的联系。亚历山大技巧不仅把身体视为一个整体来治疗，也帮助学生们改变他们对生活的心理和情感态度。

我们人人都具有的内在自发性应当被自由地释放，以使我们真正的潜能焕发光辉。否则，即便我们消除了一组症状，它们还会在身体的其他地方以不同的形式出现。我们需要找到困境的根源，重新训练我们的条件反射，以使我们能够过上这样一种生活：它不仅是我们应得的，而且是我们与生俱来的权利。

本书第135～139页附录的案例都是真实叙述，由直接体验过亚历山大技巧的人亲笔所写。

坐在椅子上释放紧张

我们许多人的肩部和手臂都存在大量的紧张，如果我们从事需要久坐的工作，一天中的大部分时间都伏在桌前，或者盯着前方的电脑屏幕，这种情况往往会加剧。相反，当我们"坐直"时，我们又容易反弓后背，导致我们的身体紧张，有时甚至会僵硬。这种紧张存在于身体的每块肌肉中，会引起各种各样的疼痛。

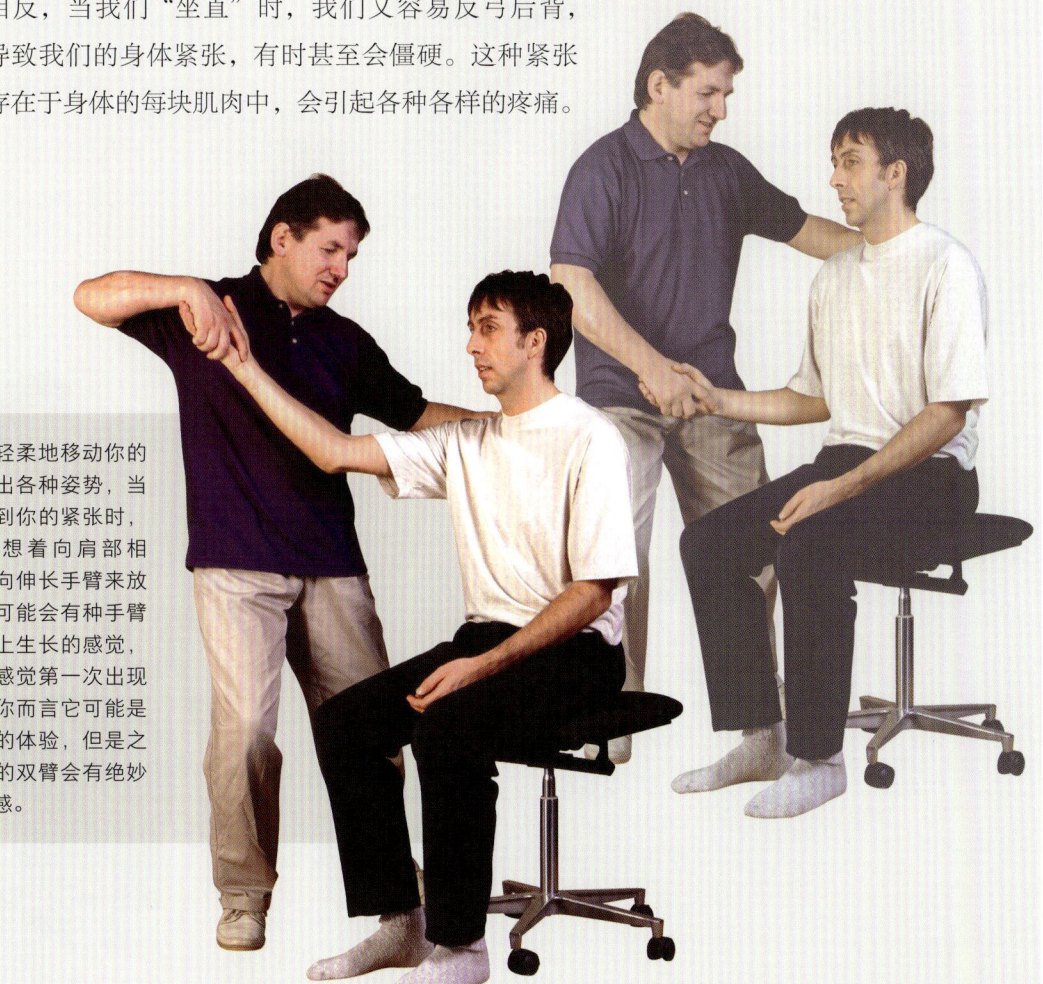

老师会轻柔地移动你的手臂做出各种姿势，当他感受到你的紧张时，会让你想着向肩部相反的方向伸长手臂来放松。你可能会有种手臂正在身上生长的感觉，当这种感觉第一次出现时，对你而言它可能是种奇特的体验，但是之后，你的双臂会有绝妙的轻盈感。

在亚历山大技巧课中，老师会帮助你释放紧张，让椅子和地面而不是自身的紧张来支撑你。要记住，当后背伸展时，头要向前上方放松，尾骨向下放松在椅子上，这会让脊柱自然地支撑身体的其他部分。只要条件允许，把双脚平放在地面上总会有好处，否则你的背部肌肉就不得不紧张起来以支撑你的双腿重量，进而影响你的坐姿。试着不要习惯性地向后靠在椅背上，也不要依赖任何自己身体以外的支撑。

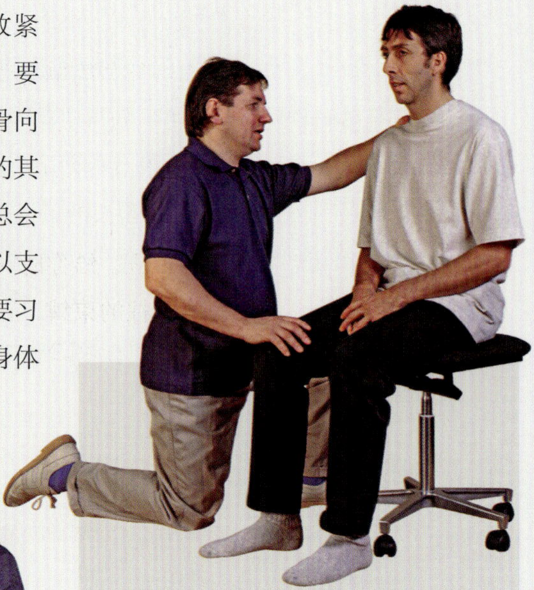

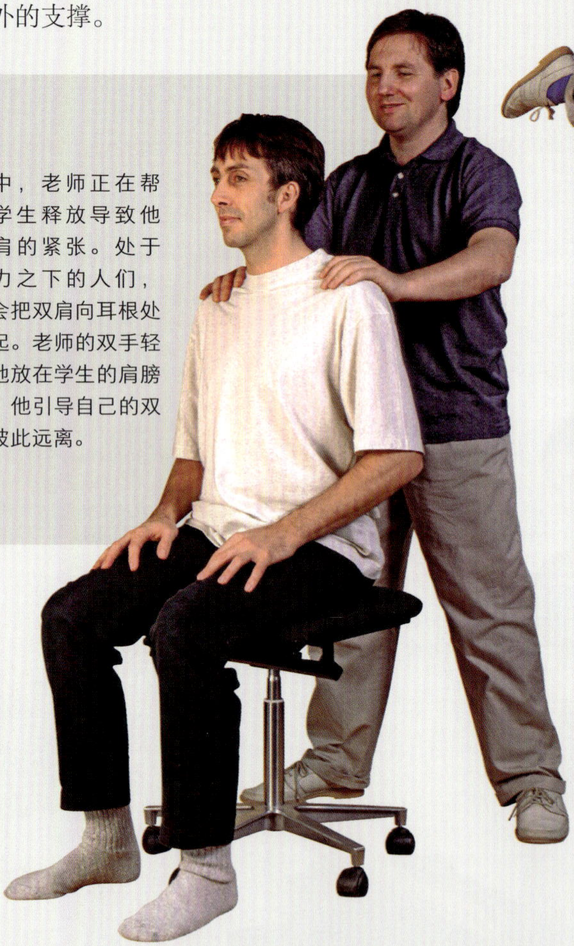

图中，老师正在帮助学生释放导致他耸肩的紧张。处于压力之下的人们，常会把双肩向耳根处抬起。老师的双手轻柔地放在学生的肩膀上，他引导自己的双手彼此远离。

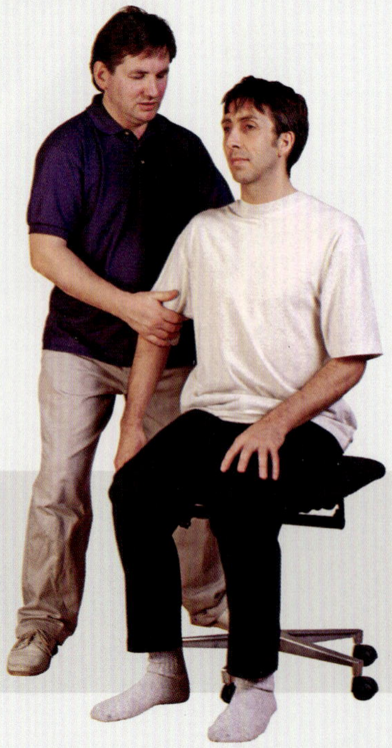

老师会帮助你放松膝盖远离骨盆，以释放髋关节周围的紧张。同时，他可能让你想着放松肩膀远离膝盖，这有助于伸长胸部肌肉。

图中，老师在用双手帮学生放松上臂及腋下的紧张。这个姿势对于放松胸部肌肉也很有效，它使得两肩分别向与对侧髋部相反的方向伸展。

从坐到站

过一会儿，老师会带你进行些简单的动作，如从椅子上站起，这会帮你意识到在此过程中你是怎样给自己的肌肉带来不必要的紧张的。在这种简单的运动中，你太容易做出紧张的反应，激发"恐惧反射"，导致你将头后仰，挤压脊柱。实际上这会妨碍你站立，以至于你不得不用力按住自己的腿部肌肉以站起来。

老师会帮助你抑制这种反应，给你时间让你运用自己的引导，使自己毫不费力地从椅子上站起来。当头部摆脱了脊柱的束缚，它会自然地想向前上方运动，促使脊柱伸长。即使你还没有开始起身，你已经在向着正确的方向移动。这有助于你的肌肉在运动中处于一种比较平静的状态。

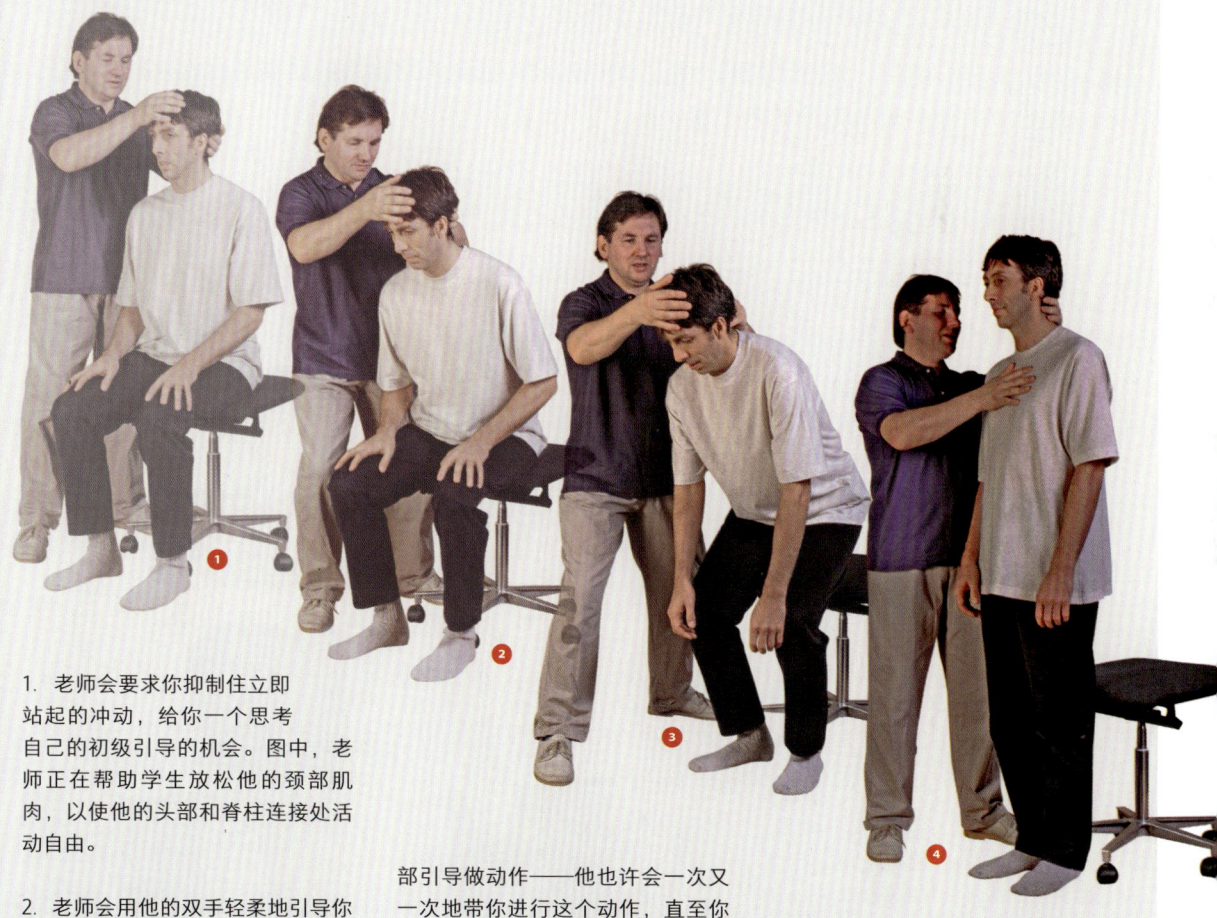

1. 老师会要求你抑制住立即站起的冲动，给你一个思考自己的初级引导的机会。图中，老师正在帮助学生放松他的颈部肌肉，以使他的头部和脊柱连接处活动自由。

2. 老师会用他的双手轻柔地引导你站起，并观察你是否在绷紧颈部肌肉，将头部后仰。如果他发觉你的头在往后缩，他会再次要求你加强将头部向前上方放松的想法。

3. 在整个过程中，老师的双手都会放在你身上，并不断地鼓励你用头部引导做动作——他也许会一次又一次地带你进行这个动作，直至你习惯它为止。刚开始，你可能觉得这种新的起身方式有些奇怪，但是过一段时间你就会习惯它。注意，老师鼓励这位学生自由垂下他的双臂，这是为了不让他向下按住自己的双腿，避免产生与他的运动方向相反的过度紧张。

4. 当你站起来后，你的老师会鼓励你想着放松颈部，继续帮你释放紧张。这让你的头部伸向前上方，并拉长你的脊柱。图中，老师还在帮助学生放松他的身体正面，而不是让他像许多人那样弓着身体。

从站到走

许多人走路时导致的紧张远远多于实际所需,一部分原因是他们总是急匆匆地赶往某地,另一部分原因是他们走路没有遵循自然本能。我们许多人都认为走路的动作包括抬起一只腿,这其中伴随着大量的紧张——每条腿大约重9.5千克(1.5英石)——然后我们的体重转移到另一只腿上,结果让髋关节承受相当大的压力。接下来,我们把另一只腿放到身体前侧,再次重复这一过程——我们认为,这就是走路。

要想优雅而轻松地走路,不让身体的任何肌肉或关节承受过分的压力,我们就需要朝着我们的移动方向看去,而且,当我们放松颈部肌肉后,头部会自然地向前,形成一种"向前倒"的运动。这样做时,更多的重量会置于脚趾,引发了足部的反射,然后你就能自然地迈出每一步。重要的是,要意识到走路的动作是由反射控制的,所以我们毫不费力地就能完成。

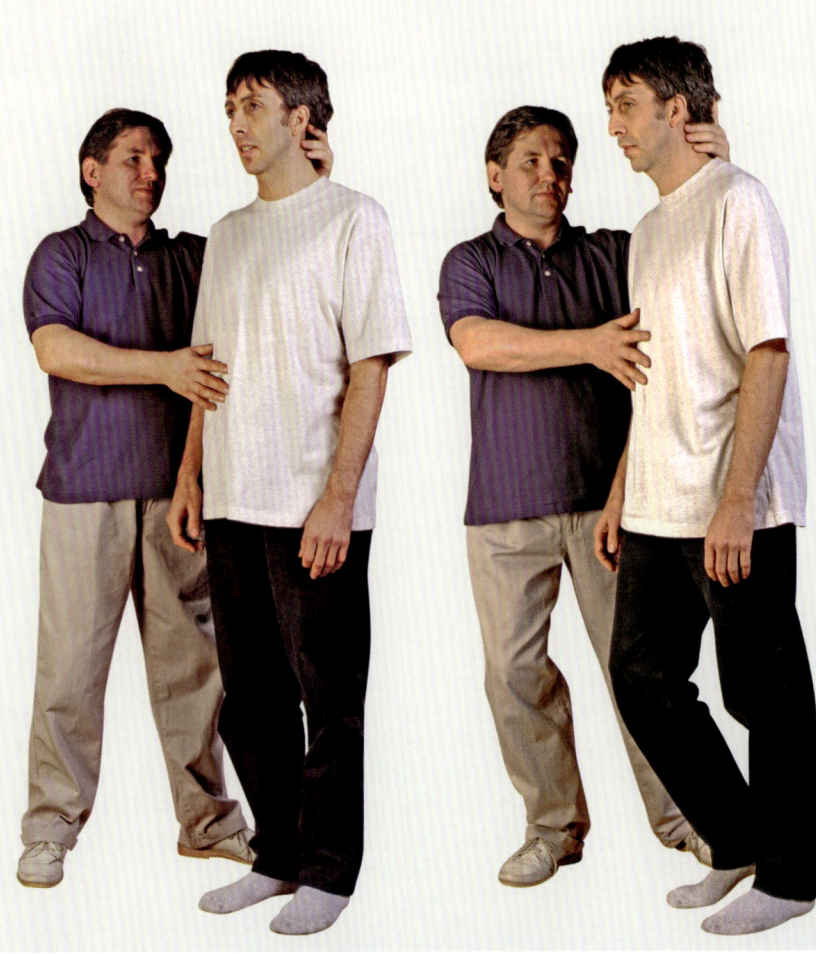

老师会再次用手帮助你,让你从脚部到头顶伸长。你甚至会感到自己在长高,而这确实正在发生!开始时,与你平常的姿势相比,这个姿势可能让你感到很不稳定。

这位男士的身体现在更加不稳定,所以更容易运动起来。只要想着放松颈部,就能使他的头部轻轻地前倾,这让他的整个身体不再平衡,从而开始毫不费力向前运动。

捡起物体

老师还会指导进行日常活动，帮助你重新学习一些身体已经忘记如何正确进行的动作。捡起物体是我们每天都会做很多次的事，但是我们常常弯腰直腿，让膝盖和踝关节彻底绷紧。这让背部肌肉承受着巨大的压力，因为它们要支撑身体的大部分重量，以防止向前跌倒。

让髋关节、膝关节和踝关节弯曲就好多了，因为它们正是为这种目的——带动身体上下活动而专门设计的。孩子们会不假思索地自然运用这些关节，他们常常采用蹲坐的姿势，能够这样舒服地保持很久。但是，我们在孩提时容易模仿父母，渐渐地，我们开始发觉蹲坐很陌生，然而它确实对身体有益得多。

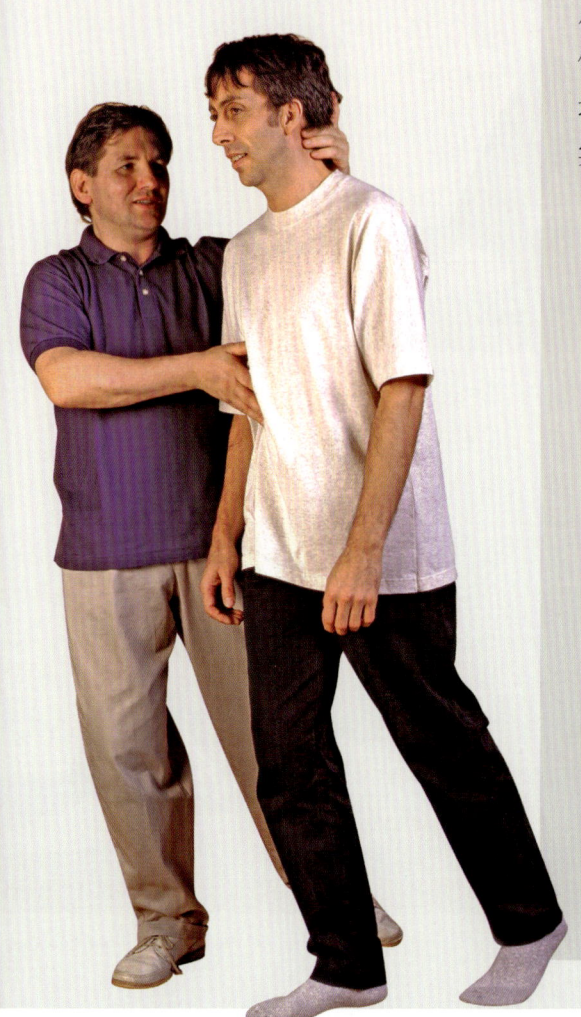

这位学生的感觉神经反射系统察觉到他的身体在向前倒，他的腿和脚就会自动地往前迈出，以重获平衡。这一系列情况多次重复，结果就是走路的动作。在整个运动过程中，老师都在用双手促进学生的颈部放松，让他身体正面的肌肉伸长。

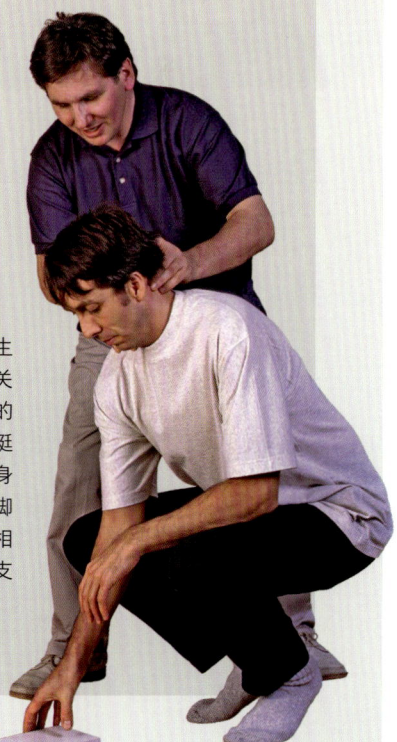

图中，老师正在让学生蹲下，以促进其髋关节、膝关节和踝关节的灵活性。老师帮助他挺直背部，以使其整个身体保持平衡。如果双脚的前方和后方重量相等，肌肉就不必为了支撑身体而绷紧了。

躺着释放紧张

躺下时更容易释放紧张，因为这时身体的肌肉系统不必发力以使你直立起来。另外，在躺下时也没必要害怕跌倒。有些老师很喜欢用治疗台，其他的则只会在最开始的几堂课上使用。治疗台的环节会让肌肉在短时间内达到放松的效果，所以，你会发现从治疗台上下来后，有那么几分钟有点晕头转向，此时，身体正在调整以适应新的高度和自由感。随着课程的进展，你将逐渐熟悉这种感觉，很快，你会感到它是完全自然的——事实上，你可能会忘记，以往自己的身体中究竟一直存在多少紧张。躺下时，你会获得额外的福利，你的脊柱比站着或坐着时伸长得更快，这有助于释放全身其余各处的紧张。

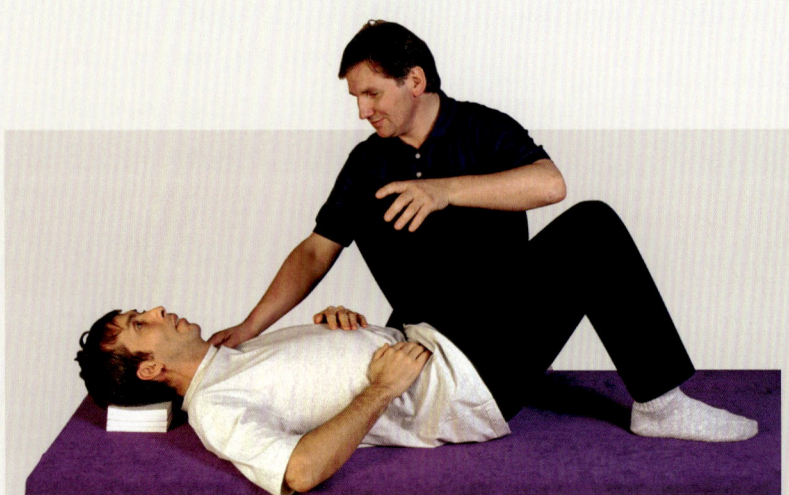

图中，老师轻柔地将学生的腿抬向他的胸前，以提高骨盆关节的灵活性。这还有伸长下背部肌肉的效果，也能释放那些通常会导致背痛的紧张。

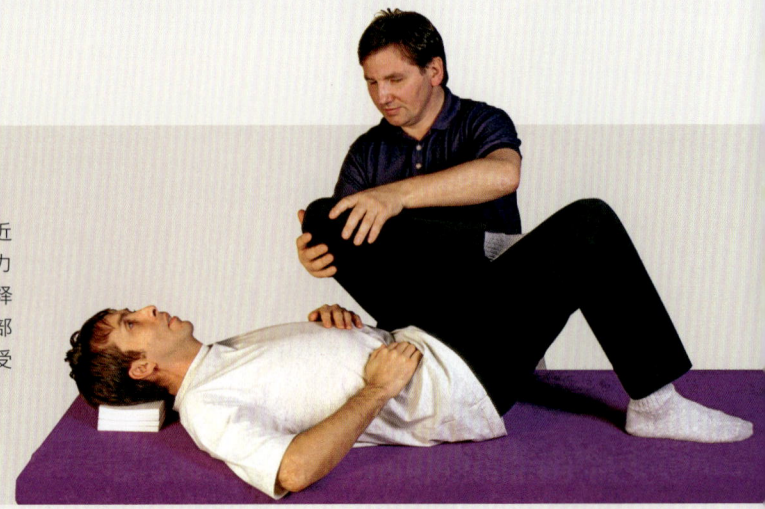

当老师把学生的腿抬到越来越靠近胸前时，他注意着不强加任何力量，大部分运动都来自学生自己释放紧张的能力。这个动作促进背部肌肉进一步伸长，而不让它们承受任何过度的压力。

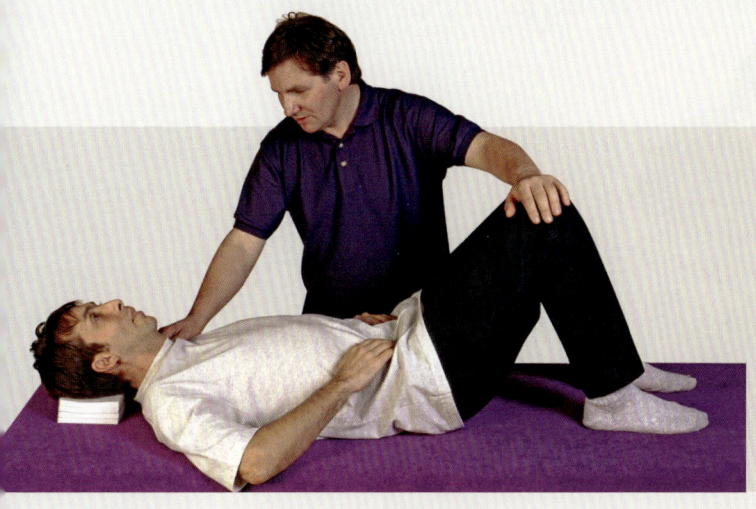

图中，当学生想着自己的引导时，老师正在帮助他舒展肩部以远离对侧的臀部。这会放松那些围绕躯干转动的肌肉。

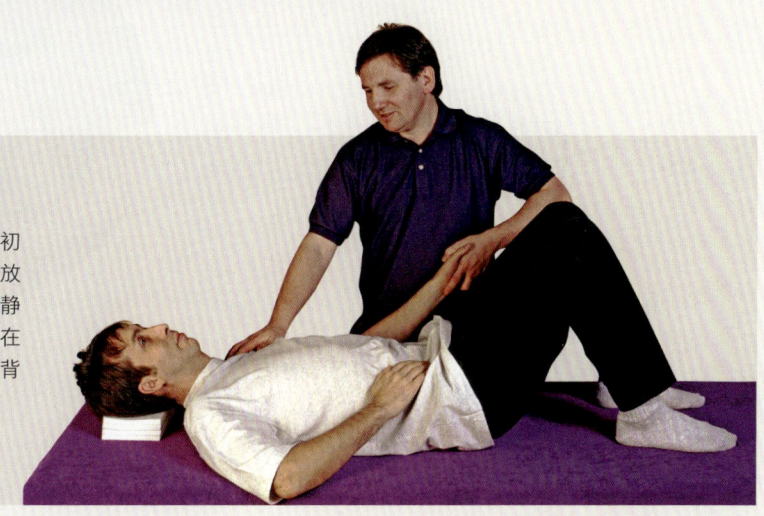

老师需要想着自己的引导，包括初级的和次级的。如此，平静感和放松感会通过肢体接触和老师的沉静仪态传递给学生。图中，学生正在伸展自己的手臂，以释放肩部和背部的紧张。

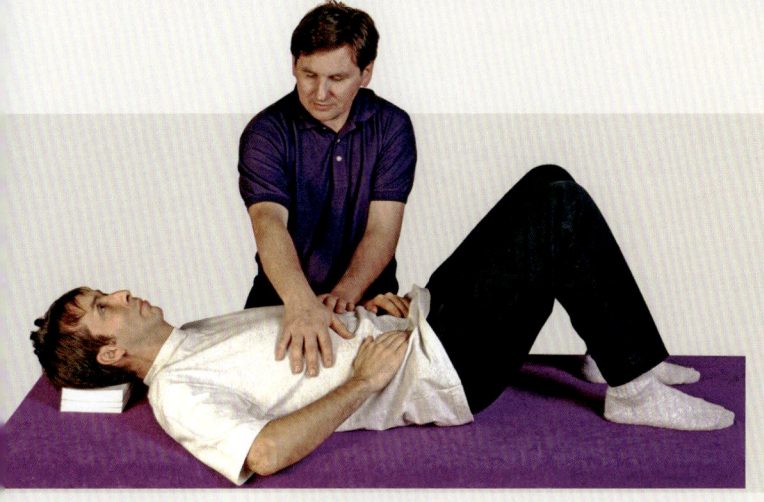

老师帮助他的学生放松胸腔周围的肌肉。这会促使呼吸更深、更有效。令人诧异的是，许多人在呼吸时只用到他们肺部容量的一小部分，结果他们就很容易累。总体而言，他们往往也会对生活更缺乏热情，而且在生病后很可能需要更长时间来恢复。

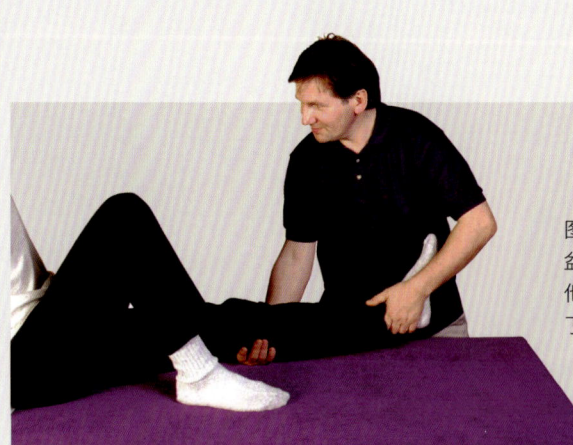

图中，老师正在帮助学生释放腿部和骨盆肌肉的紧张。老师引导学生的腿远离他的躯干，常常可以见到腿实际上伸长了2～3厘米（1英寸）甚至更多。

躺下时，让老师支撑你的头部，更容易释放颈部肌肉的紧张。这提升了颅骨和第一颈椎（寰椎）之间的自由度，进而让余下的脊柱伸长。

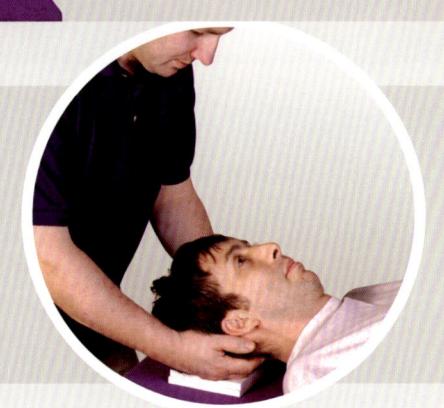

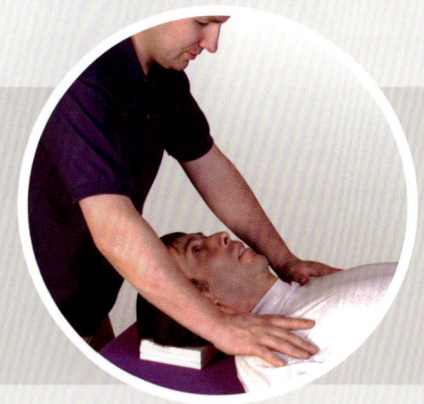

图中，老师正在引导学生的双肩彼此远离。这有助于释放上胸部的紧张，促使呼吸更深，还使肩膀向后放松，让肩胛骨得以更靠近肋骨。这会鼓舞学生拥有更多的自信，提高他的幸福感。

图中，老师的双手放在学生的两侧肩胛骨下，他在把他的双手引向学生的头部。这有助于伸长学生背部——腰椎区域变平坦了，自然地和治疗台有了更大面积的接触。脊柱也能起更大的支撑作用，而不必让身体的活动肌承担所有的工作。当学生从治疗台上下来后，他可能会发现自己变高了点。

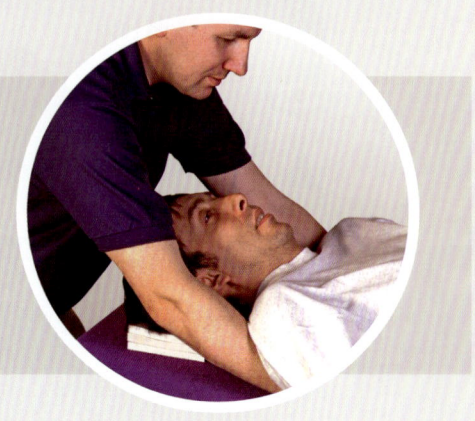

案例

姓名：金·韦尔斯（Kim Wells）
职业：律师
年龄：33

我从一个朋友那里听说，亚历山大技巧帮助她缓解了背痛，还改善了她的体态。由于我的父母都患有背痛，我也会时常受到背痛困扰，我觉得试一试亚历山大技巧也许是个好主意，希望它能预防这个问题越变越严重。我还想改善我的体态，因为多年以来的伏案学习，尤其最近的工作，导致我变得有点驼背。到了下班的时候，我的脖子常常疼痛不堪，我也明白，如果面对的是一种我自己十分清楚的情境，我的驼背会变得更严重。

当我第一次上课时，我根本不知道会是什么情况。在简要的介绍之后，我的老师帮助我放松，让我更清晰地意识到自己的动作，我很惊讶地发现，在课程结束时我的感觉很不一样。我周身有种很美好的轻盈感和放松感。我回到家向我的丈夫描述那种感觉，就好像行走在月亮上一样。我担心如果我坐下就会丧失这种美妙的感觉，我想一直享受这种刚刚发现的自由感。我的记忆中从未有如此摆脱了紧张的感觉。

随着课程的进展，我开始注意到，不只是我的身体感觉不一样了。我在工作时压力更少了，我越来越自信了，能够更为圆满地处理我生活中的其他方方面面的事物。虽然在后续的课程中，我再没有感受到如此显著的变化，但是，我的颈部的紧张逐渐减轻了，我对生活的看法更积极了，这帮助我能够更加享受工作。

我不能说自己现在一点紧张都没有了，因为我的职业要承受如此多的压力，每个工作日我都要应对大量不同的诉求。不过，当紧张开始出现时，我能更敏锐地意识到它，而且我明白自己为此该做些什么。亚历山大技巧帮助我应对每天出现的问题，无论何时我都不会感到不知所措。我能够更加高效地安排每天的生活。我既能够展望未来，也能停下来反思。例如，在接电话前我只要稍微停顿一下，就能厘清自己的思路。在工作中我会遇到很多人，我确信正因为我感到更加放松，所以我能更好地表现自己，从而增强了我的自信。

这种新的自信也影响了我工作之余的生活——最近，我开始从事业余戏剧演出，虽然站上舞台非常令人紧张，但我能够享受表演，因为我懂得放松，并充满信心。自从发现了亚历山大技巧，我变得越来越开朗，较之以前我参与了更多的体育运动，值得一提的是，我重新打起了网球，还史无前例地骑了次马。说实话，我现在感受到了生活的更多乐趣。

自从看到我的变化后，我的丈夫，也是一位律师，他也学习了亚历山大技巧，并且从中收获颇多。许多从事我这行的人都容易有紧张、背痛和各种与压力有关的问题，我会毫不犹豫地向他们推荐亚历山大技巧。

姓名：保罗·斯通（Paul Stone）
职业：医生
年龄：32

作为一名医生，我清楚一个人的心理状况给他的健康和幸福带来的影响，在工作中我意识到，我治疗的许多疾病，导致其产生的直接原因正是心理"疾患"，而非实际的身体症状。我的一部分工作是社区的健康教育（和孩子以及他们的家庭一起），以及在一定程度上参与心理健康项目，所以我和患者有全面的接触。

见过了太多的疾病和痛苦，我下定决心不能让自己的身体过早衰老——所以我开始跑步。当我刚开始跑步时，我感受到一种新的力量、自由和自信。身处户外，置身自然之中，在草地上奔跑，周围环绕着绿树、飞鸟和蓝天，感受着阳光、清风和白雪，更让人感到自由。很快，跑步就成为我和其他俱乐部成员共享的一项爱好。我们既为快乐而跑步，也在世界各地的慈善活动中跑步。但是没过多久，我的膝关节就开始感到疼痛，我的身体也变得越来越不舒服。我听说了亚历山大技巧，而且被它吸引住了，因为它不局限于身体，也包括心理发展。我立即报名上课了。

这门关于身体在运动时如何运转的新知识，在我热身和奔跑时都很有帮助。我很快意识到，因为颈部肌肉过于紧张，我跑步时会把头向后仰，而且有挺胸的现象，导致我两侧的肩胛骨受压迫互相靠拢。我还注意到我耸着肩膀，给手臂制造了大量的紧张，手腕和手指也都变僵硬了。通过对亚历山大技巧的学习，我对自己了解得越来越多，我还发现我只用自己肺部的上半部分呼吸，我的拳头总是多此一举地握紧，我甚至还会将臀部向前顶。

一段时间之后，我开始将亚历山大技巧的原理运用到实际中，这极大地改善了我的跑步。在这之前，课程已经帮助我改进了我的平衡和协调能力，所以我很快就学会了如何在跑步时释放紧张。想着我的新引导，我便不再将头后仰，挤压脊柱，这个小改变就让我的整个身体恢复平衡。我能够用我的头部来引领全身，从而使我的脊柱得以伸长。我能感到我的胸腔放松了，我的呼吸也变得更为深沉而有节奏。我还想着伸展我的背部，从而防止我的肩胛骨被挤压收拢，结果，我的肩膀和手臂变得更加放松，自然地，摆臂也更自由了。随着时间推移，我膝盖的疼痛逐渐消失了。

刚开始，我觉得新的跑步方式有点奇怪，甚至有些别扭，但是我很快就习惯了我的整个肌肉系统的这些改变和调整。经过不懈的坚持，我的身体形成了一种新的轻盈感，好像每一处关节都有了更多的自由。我能跑出更快的速度、更长的距离，我的伤病更少了，我的跑步更流畅了。

跑步者在不平的地面上跑步时被绊倒的情况并不少见。由于我的意识提高了，柔韧性增强了，反应力更快了，现在，我跌倒的次数更少了，即使跌倒，我的动作也更从容，降低了严重受伤的概率。现在我发现，我跑得比以前更轻松、更省力，而且我能消耗更少的体能跑得更远。我还比以往更加享受跑步。在这方面，亚历山大技巧已被证明称得上是无价之宝，在帮助我生活中的其他方面也是如此。

从情绪的角度来看，我曾经很容易被生活中意料之外的事情弄得慌乱不安，虽然我摆出一副勇敢的样子，实际上我缺乏自信，常常因为一点小事而沮丧。我学习技巧的过程是一个有意识地纠正自己的过程——身体上、情感上和心理上的。现在，我感到更冷静，更灵活，也更确定我在生活中想要什么。这增强了我本能的自发性动作，以及我对生活的热忱。我可以更清楚地意识到自己的压力，出现紧张时，我能够阻止紧张的积累。这让我在遇到困难情况时可以掌控局面，以建设性的方式处理各种问题。亚历山大技巧对我作为医生的工作也助益良多，使得我能避免工作压力影响到我和患者们之间的关系。

姓名：**乔·霍华德（Jo Howard）**
职业：**养马人 & 驯马师　骑马教练**
年龄：**49**

在我工作期间，我经常从一些不同的人那里听说亚历山大技巧，但我不知道可以找谁去了解。一听说亚历山大技巧，我就被它吸引了，也想对它了解更多，虽然我完全不知道它会带来什么。终于，我找到了一些相关的书，我决定去上一个为期五天的入门课程。

当时我正处于人生的一个低谷，患有急性抑郁症、慢性背痛和结肠病。我还苦于颈部疼痛，那感觉像有一根钢条向上插进我的脖子，造成经常性的头痛和偏头痛。我无法充分描述出我所经历的痛苦不堪。

那时我已经自我分析了两年，试图弄明白为什么我在事业上如此成功，但是个人生活却一塌糊涂。我质疑我在生活中获得的所有东西，奇怪为什么这些物质财富没有让我快乐。我深知有些事情不对，但是我却不知道为什么。我有一种强烈的感受，生活绝不仅仅是我所经历的这些，事实上对我而言，也不仅仅是我意识到的这些。我变得非常消沉，没有自尊心——一点也没有；我不知道如何开始重新找回我的自信。我用了自己全部的意志和勇气来拿起电话，打给一位亚历山大技巧课的老师以寻求帮助，接着一鼓作气去了数百英里之外的上课地点。

我发现最开始的那五节课让我收获巨大——它改变了我对自己的整个态度。我难以相信自己的生活在如此短的时间里竟然改变了这么多，难以相信那么温和的东西竟然能如此有力。我带着我能用来改变生活的方法回了家，同时也带回了一份继续学习私人课程的决心，我做到了。

随着课程的进展，我越来越意识到自己一辈子都活在紧张中，却从无察觉。我开始以不同的方式做动作，这也极大地改善了我在骑马时的平衡和协调。我的疼痛全都逐渐消失了，而且我开始能够改变我的生活态度。在过去的两年半里（自从开始上亚历山大技巧课），我再也没犯过一次头痛或偏头痛了。当我身体扭曲或者别扭地转身时，我的背部还会疼痛片刻，但是那让我多年来备受折磨的疼痛，已经完全不再有了。

这个过程就感觉像在一层一层地除去过往的疾病，它们存在于我的陈旧的观念和隐匿的情绪中，我却不曾发觉。我已经发现了层层之下真实的自我，那是我一直以来拒绝承认的。整个经历对我而言是一次重要的人生变化：我觉得我实现了个人成长的飞跃；我的自我感觉完全不同了；现在我有自尊心了，而以前我丝毫没有。我发现我有勇气去做三年以前连想都不敢想的事情了。最重要的是，它帮助我行使做自己的权利，不必像我以前那样总是怀着担忧和负罪感。此外，随着我重获自信，我还长高了两英寸！

姓名：玛丽·赖特（Mary Wright）
职业：退休秘书
年龄：77

我的问题在我十四岁时就开始有了。我清楚地记得：一天下午我正坐在学校的地上，这时，另一个孩子不小心踩到了我的左腿——疼痛非常剧烈。之后，我跛着脚走了几个星期的路，并没有为这次受伤接受任何治疗。过了一段时间，疼痛开始减轻，但是我现在才意识到，我那时已经养成了走路时将更多的体重放在右腿的习惯。

从三十岁出头起，我经常受到颈部和背部疼痛的折磨，解决方法只是从医生那里得到了一些止痛药。对从事我这类职业的人而言，这些疼痛显然是很平常的。我的医生告诉我这是关节炎，由于我骨骼的过度劳损导致。他告诉我只能学着接受它，因为对此我什么也做不了。

在过去的四十年中，不断加剧的疼痛影响到我做所有事情。它让我脾气败坏，我常常对我的家人发脾气，之后又愧疚万分。我患有高血压和失眠症，经常一夜醒来四五次。

有一天，我的儿子，一个音乐人，向我提到了亚历山大技巧，还说他准备开始上技巧课，因为他的肩部有反复出现的疼痛。过了几个星期，我开始注意到他的改变——看起来他的外形正在发生改观！虽然很不可思议，但是伴随着他新的体态而来的，还有满足感和更多的自信。出于强烈的好奇心，我决定自己去上一节课。

课后离开时，我的左腿有一种奇怪的感觉——好像我的老师把它扭转了九十度，但是我能看到它完全是直着的！老师指出，我形成了将左脚向内旋转的习惯，这让我的身体失去平衡，导致背部和颈部的紧张。在后续的课程中，我对这种新的行走方法不再感到那么奇怪，我能感觉到自己在以更笔直的姿势走路。我还能感觉到我在长高，重新获得了近年来矮去的身高。

从我第一次上课起到现在已经有一年了，我不敢相信这段时间里我的生活发生的变化。我能轻松流畅地行动了，以往我认为这是不可能的。我现在能大步流星地逛商场了，而不是像以前那样拖着步子走！我在夜晚再也没有睡眠问题了，我背部和颈部的疼痛已经逐渐消失，我的血压也下降了。不过最值得注意的变化是，我整个性格都改观了。我再也不会为自己感到抱歉，所以我现在是一个更加开心、更少焦虑的人。

能够享受有活力的退休生活，我感到很幸运，毕竟我的许多朋友似乎都还在与各种疾病做斗争呢。最近我重新开始旅行了，这是一件我以前觉得在我现在的年纪不会做的事。我深深地感激亚历山大技巧让我重获新生。

后记

亚历山大技巧通常被认为只是一种身体技能，用来改善姿态，或者帮助消除导致疼痛或不适的肌肉紧张。正如我们已经看到的，亚历山大技巧二者兼具；但是它还会带来许多人都意识不到的其他百般好处。由于身体、心理、情感和心灵彼此互相关联，密不可分，当你放松全身的紧张，你的心理和情感同时也会受到积极的影响。

当你能够更有效地运用自己的身体，你会有更多的精力来做自己喜欢的事情。我们许多人在整个白天或者夜晚感受到的疲倦，通常会被更多的精力和热情所取代，让我们能够在一天里收获更多。这会自然地给我们在生活中带来更大的成就感，当身体更有活力时，它更有可能自然地运转，以在日后的生活中保持更佳的状态。

心理益处

亚历山大技巧有助于改善许多心理状况。例如，看一下抑郁症，虽然这是一种心理疾病，我们往往能够通过一个人垂头丧气的身姿辨别出他是一个抑郁的人。事实上，"抑郁"这个词也是在描述人的身体姿态。如果你能够改善一个患有抑郁症的人的体态，那么他们的精神状态也很有可能随之改善。同样的原理也适用于担忧、不安或焦虑的人。运用亚历山大技巧，能让许多人心境更加平和，变得更自信，使他们能够面对日常生活中不可避免会有的诸多挑战与变化。担忧和焦虑只不过是多年以来形成的心理习惯，只要运用抑制和自由选择的原理，我们也就能消除这些倾向。

许多人开始上亚历山大技巧课后经历的第一件事，就是睡眠模式有所改善。当他们在早晨醒来，会感觉更加神清气爽了。睡眠是身体自然的治愈和恢复活力的过程，对于均衡、健康的生活方式至关重要。当一个人开始期待他的每一天，而不是空有想法让日子白白流逝，他对生活的整体态度就会改变。人们还报告说，虽然工作和在家的情况可能不一样，但他们都不再感到有压力，而且发现他们更少地参与争吵和冲突了。在上过多次课后，有些人往往会体验到更清晰的思维，总体而言，这提升了记忆力，使效率变得更高。

威廉·萨默塞特·毛姆（W. Somerset Maugham）曾有妙言："生活很有趣，如果你只接受最好的，你通常会得到最好的。"简而言之，通过练习亚历山大技巧，我们获得了提高生活质量的能力。如果我们有意识地选择对生活中为我们添加压力的事情说不，那么我们不仅会改善自己的生活，也会有益地影响我们周围的人。

情感益处

在这个忙碌的时代，所有的事情都必须尽早完成，以至于我们的感受埋得太深，情感——我们生命中极为重要的一部分也日益生疏了。我们生活在一个不人性的社会里，在这里，金钱和社会地位凌驾于人的情感之上，迫于商业世界的压力，我们经常会疏远自己的情感需求。我们的梦想和生活目标在我们努力追求金钱和地位的过程中丢失了。

通过学习和应用亚历山大技巧，你将能回归均衡的生活，情感和人的价值也将重获他们应有的重要性。这种"重新均衡"让你能够以幸福、安宁和满足取代沮丧、焦虑和担忧。对未来的忧虑逐渐会被随着每一天而来的快乐所取代，你会开始感激所有你已经拥有的珍贵的生命馈赠，而不是渴求那些你还没能得到的物质或地位。

我们需要沉浸并享受在每一个悄然而来的瞬间。我们的心中会想着过去的经历，或是在计划近期或长远的未来，我们的情感会体验着对往日时光的怀念，或是对未来可能的憧憬，但是我们身体永远不能离开此时此地。当我们通过抑制和引导专注于自己的身体，我们就能够真正地专注于当下，这让我们得以纯粹地享受活在当下的感觉。

随着过度的肌肉紧张消失，我们通常都会感到肩上的负担已被卸下，总的来说，我们能够更好地应对问题。我们逐渐能更好地掌控生活了。我们能以更积极的方式表达自我感受，而不是任由情绪累积，那样它只会在以后不合时宜地爆发出来。过往的情绪会被束缚在肌肉中，随着肌肉的放松，情绪也获得了解放，让我们能变得更加平和。亚历山大曾说，人们会把一切，不论身体的、心理的还是心灵的，都转化为肌肉紧张（参见下图）。

当人们有压力或者担忧的时候，他们的面部肌肉往往绷得很紧，面相变得严肃，反映出一种嘲讽或怀疑的人生观。如果任由这种情况继续，多年以后，肌肉紧张就会扭曲他们的面孔。

上过亚历山大技巧课后，人们自然地对生活更为满足——他们的整个脸部变得更有吸引力，他们的眼睛变亮了，有一种更清澈的、孩子般的特质。随着他们脸上的紧张消失，他们常常看起来年轻了好几岁。

在激烈的商讨或辩论中，当情绪变得激动时，亚历山大技巧尤为有用。如果你在讲话前能暂停片刻，你说出让自己后悔的话的可能性就更低。你会有足够的时间来集中自己的想法并组织语句，使其更有冲击力，以便能清晰而简要地传达你的信息。在判断情况之前，你也能更好地倾听他人的观点。

心灵益处

亚历山大技巧提高了你对一切事物的意识，无论做什么，你都能感到一种更大的平静感。我们所习惯的紧张忙乱的行为已被抛下，油然而生的是一种对生命更深的欣赏。你会开始注意到你以往未曾察觉的景象、声音和气味。

想一想，此刻，正在发生什么。你的眼睛正在阅读这些文字，但是你也在呼吸，某些东西使你的肺部吸气和呼气，给予你生命，却被视为理所当然。你的呼吸在每时每刻默默地赋予你生命，但是你多久才会真得感激一次这静静的奇迹呢？它从你出生的那一刻就已开始，持续你活着的每一秒钟。每次呼吸背后，你的心灵都在耐心从容地等待着被注意到。

亚历山大技巧帮助你不仅仅更加留意自己，也留意你所在的环境。随着你更有活力，意识到你以往没有注意到的东西，你也会变得更专注。当我们四处匆忙奔波，一副心事重重的样子，我们周围的一切都会变得模糊不清。在我们创造的人工环境中，我们生生地将自己和自然隔绝开来，以至于我们都不知道现在是什么季节。亚历山大技巧带来的意识，帮助我们放慢脚步，得以欣赏自然世界之美，也使我们意识到，我们自身即是自然世界的一部分。

自由选择

当你自己从身体、心理和情感的习惯中解脱出来后，你可能会开始意识到在生活中限制你的其他秉性。孩童时期，我们所经历的一些教养导致我们用不合适的方式思考和反应，通过认识到这些教养，我们可以打破自己的旧习惯，开始独立思考，而不是一味地跟从别人。

许多人的生活受限于"应当""应该""必须""不能"和"不得不"，而不是根据他们自己的真正需求。我认为，造成如今生活中的压力的主要原因是，许多人的生活充斥着他们不想做的事情，而不是他们乐意做的事情。下一次当你感到有压力时，问问自己，"我是在做我想做的事情吗？或者，我是在做我不得不做的事情吗？"只要多做你想做的事情，少做你不得不做的事情，你自然会感觉到压力更小，肌肉紧张随之也更少。

如果一个人犯罪了，我们可以剥夺他们的自由作为惩罚，但实际上，大多数人每天都在无意识地舍弃自己的自由。只有通过真正有意识的选择，我们才能让自己自由，以实现自己真正的潜能。亚历山大将他的技巧首先视为一种重获选择自由的方式，那是我们与生俱来的权利，也是把我们和动物界区分开来的主要不同之所在。他坚信，他发现了一种必要的工具，让我们得以在演化的道路上，朝着成为更伟大的人类的方向前行。

　　我们已经看到，亚历山大技巧不仅仅是一种帮助你平衡优雅地坐、立和行动的姿态技巧——实际上它可能是20世纪最伟大的发现之一，其重要性刚刚开始显现。它是一种不一样的生活方式，让我们每个人得以提升自己的意识，使我们能够更全面地认识自己，并且可以享有我们至高无上的天赋：我们选择自己如何生活并做出有意识的选择的能力，它不仅让我们能够更加轻松地度过此生，而且让我们过得充实，最重要的是，享受活在当下。